JESUS TODO DIA

GABRIELA ROCHA

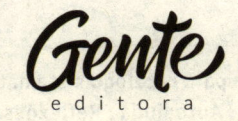

Gente
editora

Diretora
Rosely Boschini

Gerente Editorial
Carolina Rocha

Assistente Editorial
Franciane Batagin Ribeiro

Controle de Produção
Fábio Esteves

Preparação
Laura Folgueira

Imagens de miolo
Shutterstock

Fotografia de capa
Nicole Gomes

Design de capa
FJR Crew

Finalização de capa
Miriam Lerner

Projeto gráfico e diagramação
Sergio Rossi

Revisão
Elisa Martins e Mariane Genaro

Impressão
Edições Loyola

Todas as citações bíblicas estão padronizadas de acordo com a Nova Versão Internacional (NVI).

Copyright © 2019 by Gabriela Rocha
Todos os direitos desta edição são reservados à Editora Gente.
Rua Natingui, 379 – Vila Madalena
São Paulo, SP – CEP 05443-000
Telefone: (11) 3670-2500
Site: www.editoragente.com.br
E-mail: gente@editoragente.com.br

Dados Internacionais de Catalogação na Publicação (CIP)
Angélica Ilacqua CRB-8/7057

Rocha, Gabriela
    Jesus todo dia / Gabriela Rocha. -- São Paulo: Editora Gente, 2019.
    192 p.

    ISBN 978-85-452-0304-9

    1. Mensagens – Deus 2. Meditação 3. Inspiração 4. Jesus Cristo 5. Palavra de Deus 6. Vida cristã I. Título

19-0661   CDD 158.1

Índice para catálogo sistemático:
1. Autoajuda : Reflexões

A Deus, a inspiração e razão para este livro

Agradecimentos

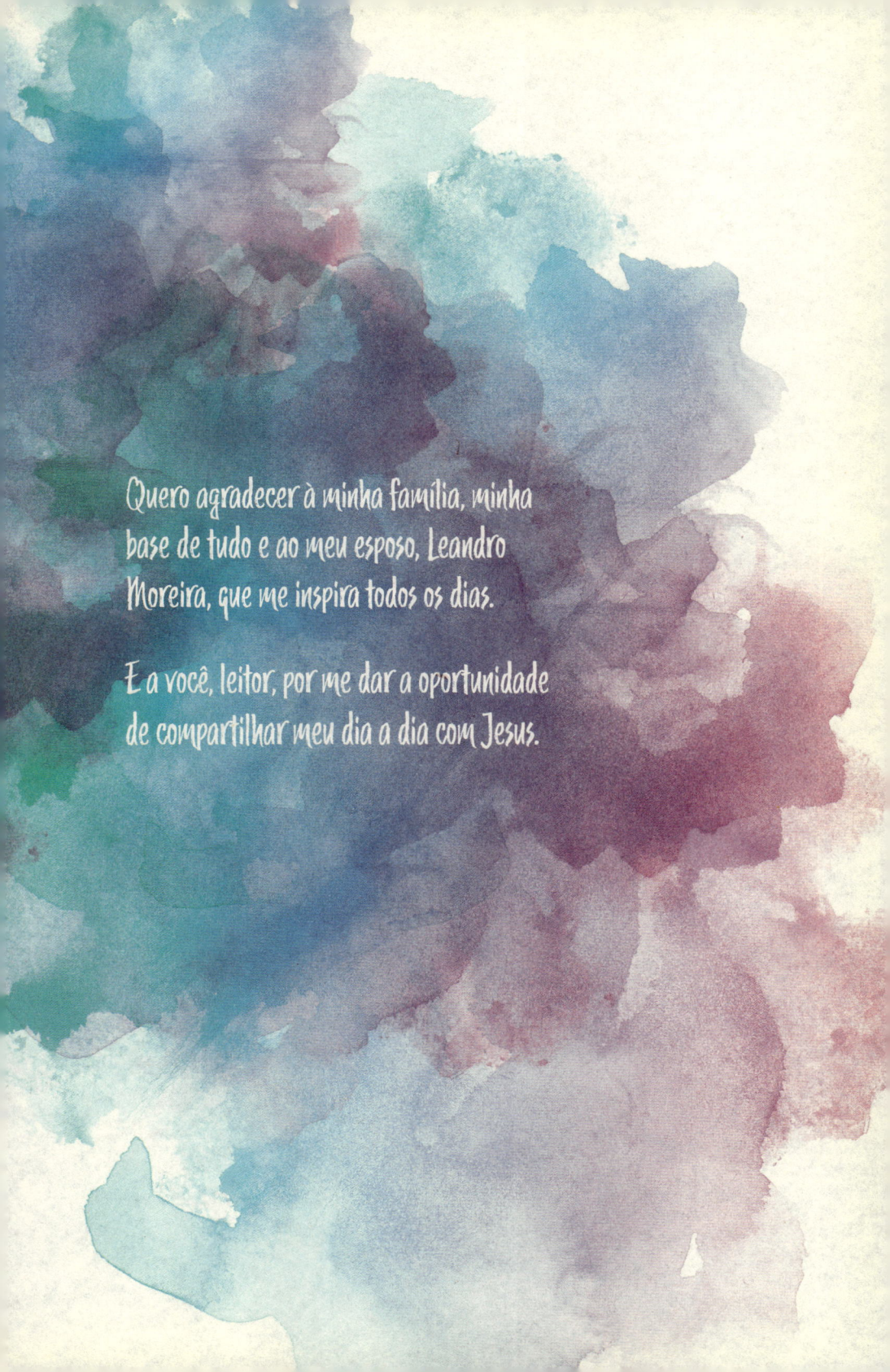

Quero agradecer à minha família, minha base de tudo e ao meu esposo, Leandro Moreira, que me inspira todos os dias.

E a você, leitor, por me dar a oportunidade de compartilhar meu dia a dia com Jesus.

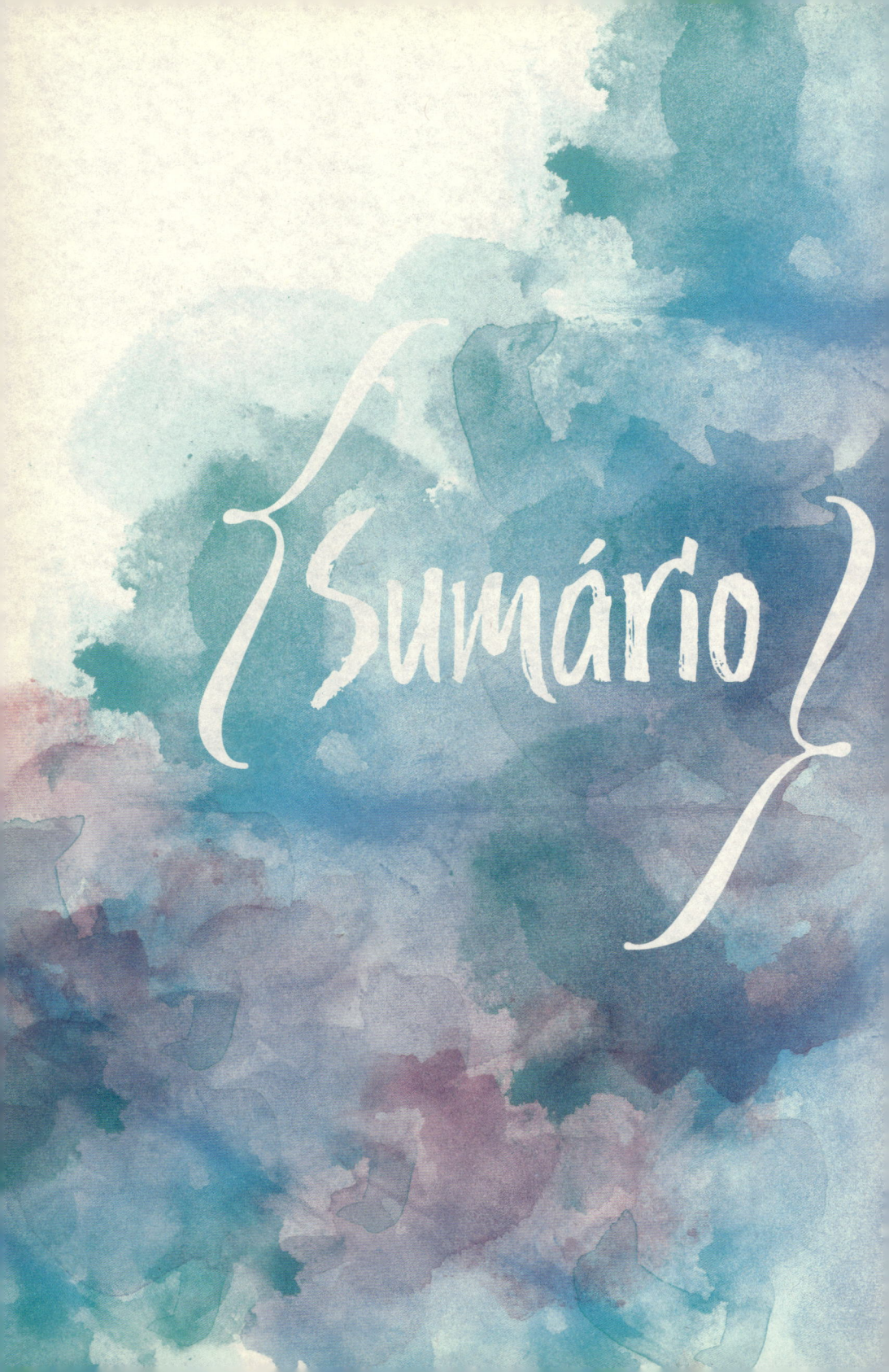

Sumário

Prefácio

Ao longo da vida a gente vai percebendo a dificuldade que pessoas comuns têm de se relacionar com o Criador, pois agem como se Deus fosse alguém tão distante da nossa rotina diária e do nosso mundo cotidiano, cheio de circunstâncias que, em sua grande maioria, são completamente contrárias ao plano original de Deus para a vida do homem.

Com o tempo, a impressão de que se tem é que a religião, por mais incoerente que isso seja, ao invés de aproximar, acabou afastando o homem de um relacionamento puro, genuíno, verdadeiro e familiar com Deus.

Neste livro, Gabriela Rocha vai ajudar você a compreender de uma vez por todas que Evangelho não tem nada a ver com um lugar a que você vai ou um dia da semana em que você frequenta um auditório pra ouvir alguém falando sobre Jesus, por mais que tudo isso seja importante e tenha uma parte muito especial em sua caminhada com Deus. O Evangelho é muito mais do que isso, é a boa notícia de que Jesus rasgou todo véu que nos impedia de entrar em seu Reino, quebrou todo muro que nos separava e construiu uma ponte no abismo dos nossos pecados, nos levando de volta para o Pai. Abriu o cárcere que nos escravizava em nossas culpas, medos e dores do passado e nos libertou pra vivermos uma vida extraordinariamente feliz e abundante.

Todo homem precisa entender que é impossível ser pleno e feliz sem um relacionamento diário com Deus. É por isso que a leitura deste livro será uma jornada que o ajudará a construir a intimidade que o Pai tem desejado e procurado ter com você há muito tempo.

Abra seu coração, prepare-se para viver uma experiência sobrenatural e inesquecível. Seja bem-vindo aos melhores dias da sua vida e a um relacionamento com JESUS TODO DIA.

Felippe Valadão

{Introdução}

Portanto, se alguém está em Cristo, é nova criação. As coisas antigas já passaram; eis que surgiram coisas novas! (2Coríntios 5:17)

Oi! Tudo bem com você? Que alegria imensa passar esse tempo junto com você por meio deste livro.

A ideia nasceu quando eu comecei a meditar sobre o quanto tenho sido ministrada e abençoada pelas canções que canto nas igrejas em eventos em geral, semana após semana. O Espírito Santo colocou no meu coração o desejo de refletir sobre assuntos relacionados às canções de adoração a Jesus e compartilhá-los. Cada música e reflexão neste devocional foram pensadas e planejadas com muito amor e cuidado.

Eu amo falar sobre quem mudou a minha vida e me transforma a cada dia: Jesus. Sem Ele nada teria sentido. Então, este livro é sobre Ele, é sobre viver dia após dia desfrutando da honra da Sua companhia e ser ensinável e submissa à Sua direção.

Desde criança aprendi com os meus pais que alguns dos principais alvos que precisamos perseguir são a sensibilidade, o discernimento e a sabedoria do doce Espírito Santo. Deixar que Ele conduza o barco da nossa vida é a garantia de que não vamos afundar, mesmo passando por tempestades e forte ventania. Depender de Deus não é viver sem experimentar dores, mas é a certeza de que a bonança vem, a resposta chega e, ainda que não seja do nosso jeito, vai ser sempre da maneira mais coerente e surpreendente, como somente Deus sabe fazer.

Juntos, neste livro, vamos experimentar a graça de Deus e entender que Ele tem um propósito de regeneração e salvação para nós; descobriremos **pra onde iremos**. Vamos entender mais sobre o valor do sacrifício de Jesus na Cruz do Calvário e o poder da Sua Ressurreição que nos leva a desfrutar do acesso à sua poderosa presença aqui nesta Terra e também nos dá uma vida na eternidade com Ele.

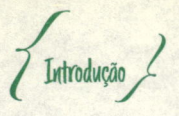

Aqui, compartilhei também segredos da minha sede e fome de Deus, além da necessidade de estar no **lugar secreto**, diariamente, para **me aproximar** e receber a **cura** emocional de que necessito para não sentir **solidão** em meio a tantas pessoas ou ser uma pessoa ansiosa que não aprendeu sobre a arte de **esperar**. E tudo isso é possível por meio do **Espírito Santo** que nos reveste de força e capacitação para enfrentar as **batalhas espirituais** que surgem na jornada da vida e fortalece o nosso **coração** para caminharmos alinhados como uma **Igreja** que forma o **corpo de Cristo**.

Diante de todos esses princípios bíblicos e práticas cristãs para fluir o rio de Deus, descobriremos que a única maneira de dar sentido à nossa existência é aprendermos que a **adoração** a Deus é a única forma de saciar as nossas carências espirituais, emocionais, físicas e materiais, e ainda nos faz viver uma vida com contentamento e real **gratidão**!

Enfrentamos muitos desafios na nossa rotina diária, participamos dos cultos em nossa igreja e recebemos o alimento por meio da Palavra de Deus. Quando a semana começa sem o seu pastor por perto, por um momento, algumas pessoas pensam até em desistir. É aí que a consciência de que Jesus está com você todo dia e a todo instante deve ser firme no seu ser. Jesus veio para quebrar a separação que existia entre nós e Ele, então por que viver longe? Por que não conversar com o nosso Amado, Mestre, Supremo Pastor e Aba Pai em um momento inesperado?

O meu desejo é que este livro seja um momento entre você e Ele. Cada capítulo trará um tema devocional diferente, que você pode ler e reler, e ainda seguir as dicas práticas ao final da reflexão e expressar as suas experiências por escrito. Tudo isso para que você viva uma intimidade maior e constante com Jesus. Estou animada para ouvir os testemunhos do que Ele fará!

Acredito que o Senhor chama a nossa geração para um novo tempo e que as pessoas ao nosso redor precisam sentir o amor, o verdadeiro amor que é Jesus; para isso precisamos nos aprofundar no relacionamento íntimo com o Aba Pai, precisamos estar firmes Nele, que é o nosso tudo. E isso não tem a ver com pessoas, coisas, posições ou religião, mas com um estilo de vida em que O conhecemos para valer, aprendemos o Seu caráter extraordinário, recebemos Sua paz, amor, compaixão e perdão; e ainda passamos a ser dirigidos por Ele. O resultado nos faz descobrir quem somos em Deus e qual é o nosso propósito aqui na Terra. E essa descoberta é incrível!

Jesus está vivo! Ele está esperando por você, Ele está nos esperando. Vamos?

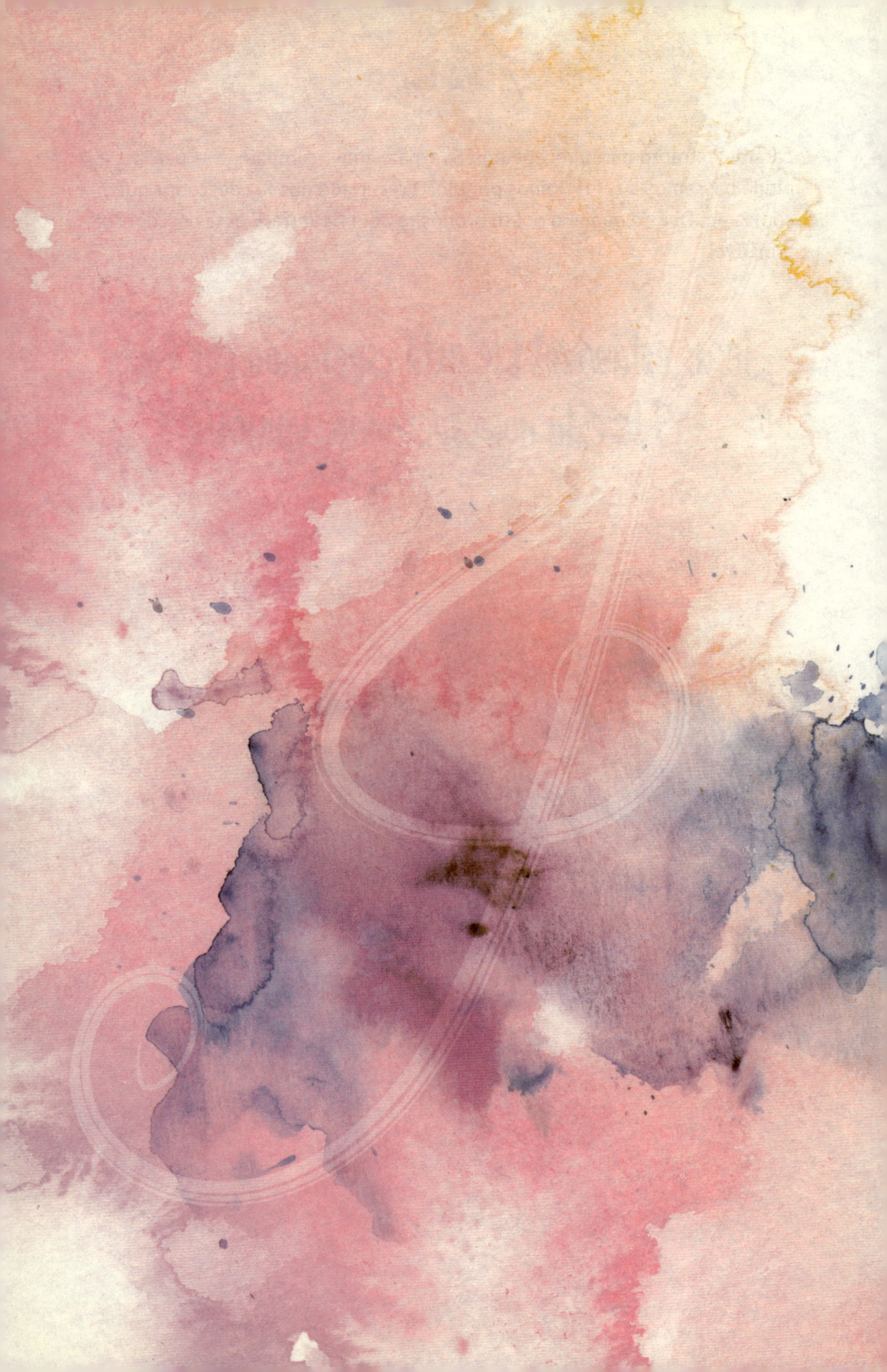

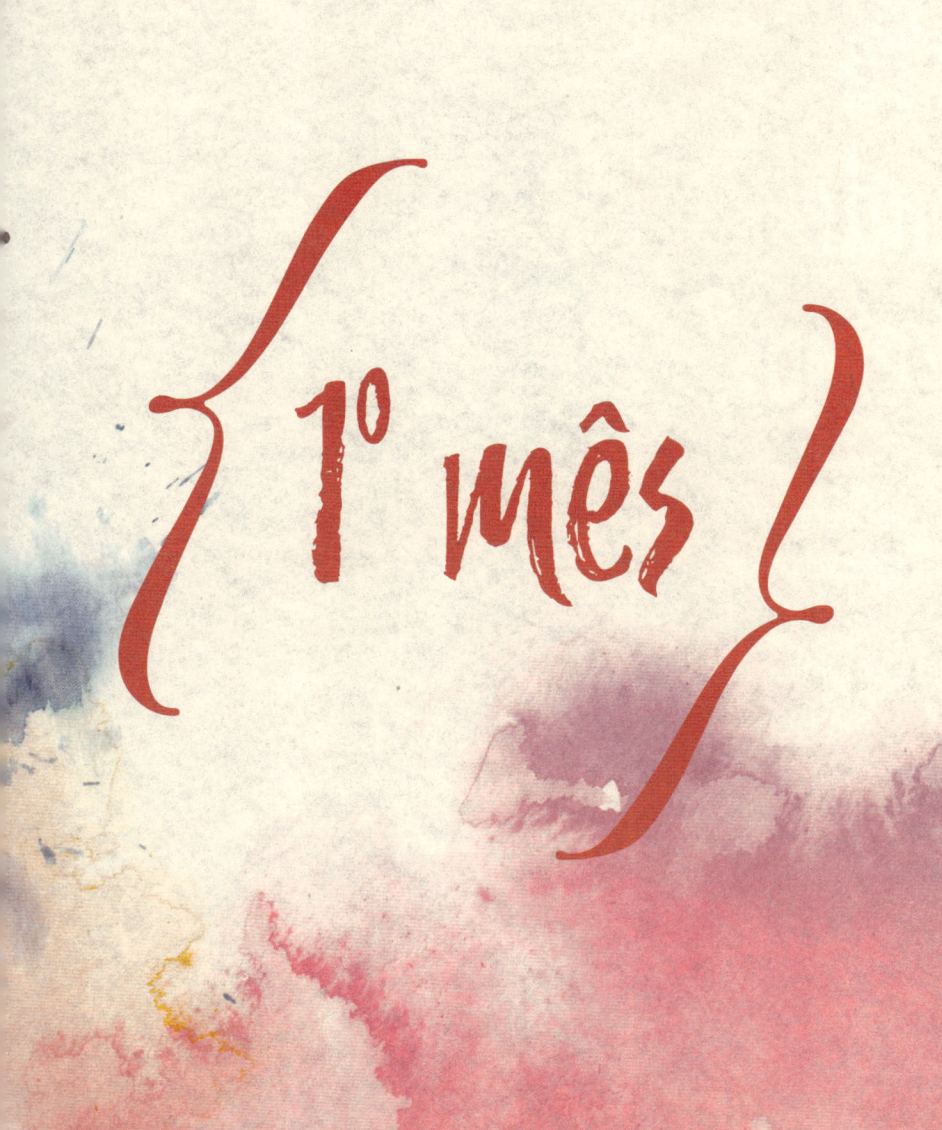

{ 1º mês }

Pra onde iremos?

"Pra onde iremos nós?
Só Tu tens a vida eterna

Tu és o pão que desceu do Céu
Fonte de vida, Emanuel

Com Tua glória sobre mim
Enche-me de Ti
Até transbordar
Eu nunca vou me saciar
Enche-me de Ti
Até transbordar"

Você sabia que existe
um caminho eterno?
(Salmos 139:24)

Pelo menos uma vez na vida você já deve ter pensado sobre alguma destas perguntas ou quem sabe já tenha feito para si mesmo todas elas: quem eu sou? De onde venho? O que estou fazendo aqui nesta Terra? Para onde vou?

Como cristã e com base na Bíblia, que acredito ser a Palavra de Deus (Lucas 11:28/Hebreus 4:12), sei que somos seres humanos criados à imagem e semelhança de Deus (Gênesis 1:27) e escolhidos por Ele para cumprir uma missão nesta Terra desde o ventre da nossa mãe (Salmos 139:13-18). Parece surreal, mas é a mais pura realidade, pois viemos do Deus Eterno, temos uma missão para cumprir nesta jornada chamada vida e vamos voltar para a eternidade, pois no coração do homem há um anseio pela eternidade (Eclesiastes 3:11).

Nessa primeira reflexão, eu escolhi a letra da música "Pra onde iremos?" para meditarmos. Lembro-me de que esta canção nasceu de uma ministração na qual eu falei sobre a necessidade que todos nós temos de ser cheios de Deus até transbordar para cumprir o nosso propósito de vida. Afinal, cada um pode dar somente aquilo que tem. Então, essa música me encoraja a ter um

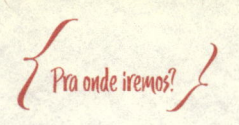

relacionamento íntimo e sincero com o nosso Deus Pai, Deus Filho – o nosso amado Jesus Cristo – e Deus Espírito Santo (esse Deus que é um só e se apresenta para nós dessas três formas – Mateus 28:19), e isso vai além da religiosidade, das regras ou da obrigação. É ter Cristo, o nosso Emanuel, que significa Deus conosco (Isaías 7:14/Mateus 1:23), no dia a dia como um estilo de vida.

Essa música faz parte da minha vida e eu a canto quase todas as vezes que sou convidada para ministrar em igrejas, eventos em locais públicos, shows etc. Toda vez que a canto, desperta em mim a necessidade de uma entrega diária a Deus de tudo o que sou, das minhas necessidades; dou toda a minha adoração e reconhecimento a esse Deus lindo e maravilhoso, e a verdade é que eu não me canso de querer mais de Deus. Quanto mais eu busco, mais percebo que necessito de muito mais Dele e Ele sempre tem muito mais para fazer em nós e nos encher Dele. Um dos trechos que mais amo nessa música é "Eu nunca vou me saciar", porque a fome que tenho de Deus somente Jesus pode satisfazer em minha alma. Então, preciso Dele todos os dias, preciso me encher do Seu amor. Quando ministro essa música e chega essa parte, é como se meu coração gritasse para Ele, dizendo: "EU NUNCA VOU ME SACIAR, EU NUNCA VOU ME CANSAR DE DIZER: 'ENCHE-ME TI'", eu preciso somente de Deus.

Quem sabe você, que está lendo este livro, pode estar pensando: eu estou longe dessa realidade. Ou talvez pense: a minha vida cristã está ótima, não precisa de tanto. Venha comigo e faça esta pergunta a si mesmo: será que em algum momento da minha vida eu teria coragem de abandonar Jesus?

Jesus levantou essa reflexão entre os discípulos um dia (João 6:67-69), e eu quero desafiar você a fazer essa pergunta para si mesmo. Sem medo da resposta, pense com sinceridade.

Você pode responder: "O que é isso, Gabi. Jamais abandonarei Jesus".

Então eu faço outras perguntas para irmos mais a fundo nesse assunto: você abandonaria Jesus se seus melhores amigos abandonassem você? Se você tivesse que renunciar algo que ama muito? Se os seus sonhos não se realizassem da forma como você planeja? Se você fosse preso por pregar o Evangelho? Se você ouvisse um não para um desejo seu? E se as coisas não saíssem do seu jeito?

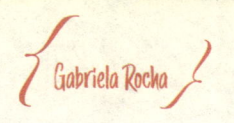
Infelizmente, muitas pessoas têm como respostas para essas perguntas pensamentos egoístas ou orgulhosos, e a escolha delas é não continuar com Jesus. Eu não as julgo, porque o problema não está em não seguir Jesus, mas em não saber quem Jesus realmente é. A dor de qualquer problema ou situação negativa enfrentada se torna muito maior pra quem não o conhece; então, se afastar vira a sua única escolha. A proposta mais "comum" de uma vida em que não há um relacionamento sincero com Deus, cheia de prazeres egoístas e distante de Cristo, parece melhor quando você não conhece os planos reais Dele para você. Por exemplo, um aparente "amor" muito mais regado por paixão com altos e baixos emocionais pode acabar com você, quando você ainda não conheceu o próprio e verdadeiro amor de Cristo. O principal ponto das respostas de todos esses questionamentos não é somente "sim" ou "não"; trata-se de realmente saber e conhecer para quem você está dizendo sim ou não.

Uma das coisas mais lindas sobre Jesus é que Ele nos permite conhecê-Lo. Muitas pessoas abandonam Jesus porque as coisas não saíram bem como elas imaginavam, estão fora do seu controle, e os seus olhos estavam mais atentos para as obras de suas mãos, ou seja, para aquilo que Jesus poderia dar. Essas pessoas não têm prazer em conhecer o coração e a mente de Cristo e saber quem Ele realmente é. Partindo da lógica de que toda pessoa tem a tendência de seguir somente quem a inspira, como ela vai largar tudo, confiar e seguir alguém que ela mal conhece? A confiança e total entrega da nossa vida e dos nossos planos a Deus acontecem de verdade quando nós temos um encontro real com Ele.

Como ter um
encontro real com Ele?

Na Bíblia, em João 3:16, lemos e entendemos que Deus amou tanto o mundo que deu o Seu único filho, Jesus Cristo, para que todos que

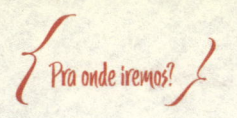

creem Nele não morram (uma morte espiritual), mas tenham a vida eterna. Jesus Cristo veio para salvar-nos e ensinar-nos que a vida Dele entregue naquela Cruz do Calvário e Sua Ressurreição ao terceiro dia são tudo que mais precisamos compreender e acreditar com fé para construir uma vida de paz e equilíbrio espiritual, emocional, físico e até financeiro. Essa confiança é nosso ponto de partida. A Bíblia Sagrada, como eu já disse, é a Palavra de Deus, e estudá-la, ouvi-la e meditar sobre ela diariamente são outras atitudes vitais para que você desenvolva a sua vida cristã e viva para a eternidade.

Somente por meio da Palavra de Deus você pode conhecer o amor de Jesus Cristo e vivê-lo. Após um passo de fé em dizer sim para Cristo como seu Salvador, Pai, Melhor Amigo, Senhor e Mestre, é necessário começar a trilhar uma caminhada de sinceridade para abrir seu coração diariamente e pedir direção, ajuda, sabedoria e forças pra construir uma jornada de acordo com o que Ele nos ensina na sua Palavra. Sinceridade diante de Jesus é tudo, porque Ele sabe exatamente como nos sentimos e quais são as nossas dificuldades. Diga o nome exato da sua dor e do pecado que vez ou outra quer atormentar você, fale pra Ele sobre todas as emoções ruins que você sente em determinadas situações, rasgue o seu coração, ore em silêncio e converse com Deus na sua mente. Seja sincero com Deus e com você mesmo e, assim, o caminho da eternidade começa a ser construído com alicerces fortes, firmados na rocha que é Cristo.

Muitas vezes por falta de uma consciência honesta consigo mesmo, eu me deparo com algumas pessoas que vão ao templo, à igreja, cultuar a Deus, mas estão ali por obrigação ou puro interesse em ver alguém, ou mostrar para sua família ou para alguém próximo que frequenta a igreja. Devemos sempre nos questionar: por que vou à igreja? Por pura religiosidade que está ligada a manter as aparências, como citei anteriormente, ou por imensa necessidade de conhecer e adorar Jesus Cristo, que é a minha razão de viver, o meu porto seguro?

É perigoso demais as pessoas estarem com os seus olhos em homens e caminharem pela emoção. Onde há seres humanos há falhas, há problemas de relacionamento; uma hora, essa pessoa que não tem raízes

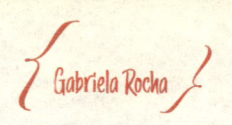

em Jesus Cristo vai se decepcionar com aquele líder, aquele amigo ou amiga que assim como todos nós está em um processo de busca pelo equilíbrio espiritual e emocional diário. Às vezes é preciso parar e tomar um choque de realidade para entender que a caminhada com Cristo vai além de regras, superficialidade no conhecimento de quem realmente é Cristo ou carências jogadas em pessoas. Precisamos romper e nos lançar na presença do Emanuel, o nosso Deus adorado; somente Ele pode nos esvaziar de nós mesmos e nos encher da vida Dele até transbordar, e esse relacionamento é contínuo e diário. É um caminho poderoso e eterno. Entenda que a porção de ontem foi para ontem, e hoje Ele tem uma porção fresquinha para nós. E com certeza Deus tem os meios de nos fazer crescer e amadurecer e haverá vezes em que as respostas virão rápido, às vezes virá um tempo de silêncio e espera, às vezes haverá sinais, mas nada disso deve nos fazer duvidar do amor de Deus e da Sua graça sobre nós. Vamos abandonar todas as nossas noções preconcebidas e sejamos humildes o bastante para ser ensináveis, reconhecer as nossas falhas, parar de dar ouvidos a conselhos inúteis e considerar o que Deus nos diz e orienta por meio da Sua Palavra. Confie em Deus para lhe ensinar e continuar ensinando sempre.

Outra reflexão importante é sobre alguns inverterem as prioridades e quererem o pão físico acima do Pão vivo que desceu do Céu que é Cristo, a presença de Deus. Entenda que quando aceitamos Cristo como nosso único e suficiente Salvador, nos tornamos filhos de Deus pelo simples fato de o Seu doce Espírito Santo passar a nos conduzir (Romanos 8:14). E por sermos filhos de Deus, o Espírito Santo que passa habitar no nosso coração clama: "Aba, Pai" (Gálatas 4:6). "O que é isso, Gabi?" Isso é poderoso demais, Aba, Pai é um termo em aramaico que significa "Pai carinhoso, amoroso". A paternidade de Deus é tudo de que precisamos para vencer toda e qualquer dor e desafio, e assim entender que a prioridade é conhecer profundamente o Aba para depois, como consequência, desfrutar da vida abundante que Ele tem para nós e, então, comer do pão material em todos os sentidos.

Pare de olhar somente para o Deus que provê. Comece a se lançar na presença do Deus Aba Pai e desfrute dessa presença. Acredite que a

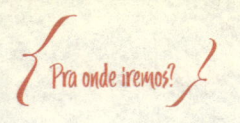

provisão vai chegar como consequência porque esse Pai Eterno e carinhoso é o maior interessado em nos ver abençoados e felizes. Muitas pessoas se perdem porque olham somente para as mãos de Jesus e estão sempre querendo o recurso material: o que Ele pode me oferecer? Quanto Ele pode me dar?

Não é errado fazer pedidos a Deus sobre as suas necessidades. No entanto, o que devemos observar é se esse é o ponto principal que nos atrai à presença de Jesus. Encontros eternos, sim, a eternidade começa aqui, na Terra, e quando você é tocado pelo amor de Deus sua vida tem um novo porquê. A visão de eternidade é como um casamento: como vamos conviver com alguém que não conhecemos e com quem não há diálogo, amor, busca, admiração? Um casamento movido por interesses financeiros não subsiste, desmorona e é imoral. Jesus veio para nos religar à eternidade com amor e deseja que devolvamos esse amor com confiança e prazer Nele. Se você não consegue caminhar com Ele aqui na Terra, não tem como ir para o Céu, pois lá será 100% adoração a Ele, com a vida de Deus fluindo em nós. Quando falo que necessitamos desenvolver um estilo de vida para a eternidade, porque a eternidade já começou aqui na Terra, por meio de orações sinceras na mente e disciplinas espirituais como orar, jejuar, ler a Bíblia, louvá-Lo ou meditar Nele, não me refiro somente a isso; me refiro também a um estilo de vida que exale Cristo por onde passamos. Seja com um sorriso, com atitudes de gentileza e o nosso melhor em fazer o nosso trabalho, tratar bem as pessoas desconhecidas que não podem nos dar nada em troca, respeitar aqueles com quem convivemos, amar a família em atitudes constantes, cooperando com a harmonia e a ordem do nosso lar, servir com prazer os de casa em primeiro lugar e por aí em diante. Esses detalhes do dia a dia é que mostram quem nós realmente somos e fazem toda a diferença.

O que atrai você a Jesus? O que leva você a segui-Lo? Você não pode ser guiado pela palavra de alguém que nunca trilhou essa jornada de conhecimento de Deus e mostrar fruto, você não pode deixar suas emoções falarem mais alto que o Espírito Santo na sua vida. É necessário pensar e meditar dentro dos princípios bíblicos e obedecer a Deus sabendo que o resultado será poderoso e o melhor para a sua vida. É nessa fase de total

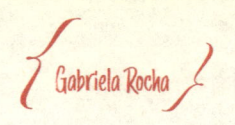
dependência de Deus que devemos chegar. Hoje, por exemplo, eu entendo que sou como um vento, sendo guiada pelo Espírito Santo em obediência a princípios bíblicos. Não sei exatamente como será o final do caminho, mas a minha certeza é de que será um caminho de paz e não de mal (Jeremias 29:11), e eu O encontrarei. E esta é a minha mais preciosa recompensa: estar com Ele eternamente.

Tudo na nossa vida é fruto de uma escolha. Eu sei da insegurança que nos causa ter que fazer uma escolha. Já parou para pensar em todas as escolhas que você já fez? Desde as mais simples, como a cor com que vai pintar o cabelo, o curso da faculdade que vai fazer, até o nome do seu filho e com quem você vai casar e viver para sempre... Enfim, são muitas as decisões que teremos que tomar, mas quando falamos de Jesus, falamos de alguém que já nos escolheu. Ele nos amou muito antes de sermos apaixonados por Ele. E isso é demais! Ele já escolheu morrer numa cruz para nos salvar, o noivo já está no altar, esperando a Igreja de Cristo que somos nós, a sua noiva.

Portanto, diante desse tão grande amor, só nos resta entender que Deus é soberano, mas nós também temos responsabilidade pela nossa vida. É preciso assumir a responsabilidade completa por ela e aprender de uma vez por todas que somos totalmente responsáveis por nossas escolhas e nossos problemas; as outras pessoas não são as responsáveis pelo que vivemos, nós somos os únicos responsáveis. Apesar de ser difícil fazer escolhas em geral, é necessário decidir e agir em direção ao que escolhemos para que possamos desfrutar a maravilhosa vida que Jesus tem pra nós, de um relacionamento íntimo e sincero com Ele. Sabemos que eventos incontroláveis acontecem na vida, mas até a decisão de como vamos lidar com eles, dependendo de Jesus ou não, é decisão nossa. Peça para Deus ajudar você a assumir a responsabilidade de uma área da sua vida em que talvez ainda tenha dificuldades para fazer boas escolhas e, com a ajuda Dele, fazer uma mudança positiva.

Em João 6, podemos ler sobre o milagre que Jesus fez com os poucos pães e peixes que se multiplicaram para alimentar uma multidão. Acho lindo como Jesus sempre sai do "lógico", do "esperado", e como a gente insiste em pensar que as coisas vão sair como programamos. Quando se trata de um agir de Deus, temos que descansar e confiar, porque de onde menos

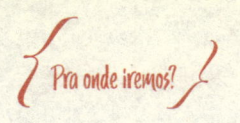

imaginamos, quando menos esperamos, Ele vem e cumpre suas promessas da forma mais surpreendente e da Sua maneira perfeita.

Nesse texto, é relatado que Jesus depois de ter feito o milagre e Todos já estarem fartos de comer, percebeu que aquelas pessoas queriam nominá-Lo como Rei, então Ele se afastou. Subiu a montanha e ficou lá sozinho. No dia seguinte, o povo começou a procurá-Lo, e Jesus disse que eles só estavam à Sua procura porque Ele lhes deu comida, não porque viram o agir de Deus.

Será que queremos o Pão da Vida que é Cristo? Ou será que queremos somente ser cheios do pão para saciar a fome física? É lindo porque, quando você tem Jesus, não tem mais fome e sede por outras coisas; as coisas que o mundo oferece perdem o sabor, e você agora consegue somente se deliciar com as coisas do Céu. A respeito das suas necessidades pessoais, você consegue entender e confiar, perfeitamente, que Ele proverá e o direcionará.

Toda palavra vinda do Espírito é capaz de trazer vida, e tudo o que Jesus diz traz vida. Então, vamos voltar ao ponto que eu acho mais lindo. Jesus faz uma pergunta aos seus 12 discípulos, a pergunta que eu fiz para você lá no começo: e então, vocês têm coragem de abandonar Jesus?

Então, Pedro, o pescador, disse: "Senhor, para quem iremos? Tu tens as palavras de vida eterna".

Quando você encontrar não só as mãos de Jesus para matar a sua fome física ou dar os bens materiais que você deseja, mas encontrar a Sua presença, conhecer os Seus pensamentos e sentir o Seu coração, você vai descobrir que as palavras Dele trazem vida, transformam e que Ele é a vida. Então, os outros caminhos não fazem mais sentido, porque a vida eterna está em Jesus, o caminho é Ele. Não há bem mais precioso nesta Terra que se compare a esse privilégio de caminhar com Cristo e conhecê-Lo; de segui-Lo e corresponder ao amor Dele pelo que Ele é. Tudo começa a partir da transformação da sua mente em acreditar, receber e viver as palavras de vida eterna que somente Jesus pode nos dar. A nossa mente é a porta de entrada. Quando pensamentos ruins e artimanhas do inimigo quiserem invadir a nossa cabeça com pensamentos e sentimentos contrários à Palavra de Deus, precisamos aprender a fechar a nossa mente contra tudo isso e a dizer "não". Fixe a sua

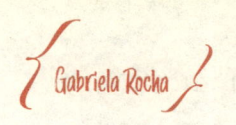
mente em Cristo e em coisas que são eternas e dignas (Filipenses 4:8). É possível seguir o caminho da eternidade, e ele é extraordinário.

O apóstolo Paulo é um excelente exemplo: o caminho o mudou durante a caminhada. Paulo perseguia a igreja primitiva, teve muito sangue inocente em suas mãos, até que um dia Jesus marcou com ele um encontro incrível que o transformou completamente, e Paulo passou a ter sede e fome de Deus. Ele ficou catorze anos aprendendo sobre a vida de Jesus antes de sair para ministrar como apóstolo. Como homem, não significa que Paulo nunca mais errou, mas ele não voltou mais a ter uma vida de iniquidades, de pecar por escolha, porque seguir Jesus dava sentido à sua vida. E Paulo foi o único apóstolo que não esteve pessoalmente com Jesus enquanto Ele estava na Terra, apenas teve experiências sobrenaturais com Cristo, e, mesmo assim, isso mudou sua vida. O apóstolo Paulo foi totalmente cheio de Deus, ele transbordou da presença de Cristo e marcou a vida de muitos.

E depois que eu for cheio de Deus? Qual é o propósito de sermos cheios de Deus?

Jesus nos escolhe pela Sua graça preciosa, Ele nos amou com um amor incondicional e, quando nós O recebemos e somos cheios do seu amor, é natural que venhamos a transbordar. Como transbordar da presença de Deus? De uma forma natural; afinal, uma jarra não pergunta por que tem que colocar a água em um copo, ela sabe que essa é a sua função. Como discípulos de Jesus, temos que a cada dia ter a consciência de que Ele nos enche por um propósito. Ele nos enche para transbordarmos de alegria e chegarmos a um ambiente triste onde, de repente, as pessoas sorriem sem ter um porquê, para orarmos por um enfermo e ele ser curado, para

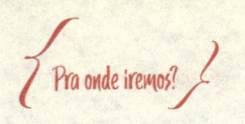

você abraçar alguém e levar afeto mesmo que não tenha motivos nem queira fazer isso naquele momento, mas o amor de Deus o impulsiona a isso, e para ter um coração perdoador em relação a pessoas que feriram você profundamente.

Se não formos capazes de fazer isso, não somos completamente cheios de Jesus em nós, porque é isso que Ele faz. Há uma diferença enorme entre estar e ser cheio de Jesus até transbordar. Quem *é* cheio de Jesus e não apenas *está* cheio Dele consegue fluir em obediência aos princípios bíblicos porque entende de forma racional que esta é a maior expressão do seu amor por Cristo: caminhar em sinceridade e desejo de agradar aquele que é o único a ter as palavras de vida eterna. Você entende que é uma constante, por vezes até falhamos, mas não desistimos e continuamos até transbordar mais e mais. E mesmo naqueles dias em que estamos mais emotivos, nos entregamos ao Seu cuidado, somos sinceros sobre as nossas fragilidades e temos confiança de que Ele nos ajuda a caminhar.

O meu maior desafio é transbordar a vida de Jesus por meio da minha vida não apenas durante as ministrações, mas no meu dia a dia. Uma vez eu estava andando na rua e vinha em minha direção uma mulher com uma cara bem amarrada. Eu sou muito tímida, mas, de repente, senti vontade de sorrir para aquela mulher e abri um sorriso gigante (risos), então ela mudou o semblante e me deu um sorriso também. Estou dando esse exemplo que parece ser uma coisa muito, muito pequena, mas eu sei que é algo que Jesus faria, porque Ele é detalhista. E hoje o que mais as pessoas precisam não é de grandes feitos, mas de simples atitudes de amor que fazem toda a diferença. As pessoas precisam se sentir amadas.

Ser usado por Deus não tem a ver com microfones, luzes, bandas e cantores, mas sim com pessoas normais, seres humanos que tiveram um encontro com Jesus e a vida tocada e transformada por Ele. E, consequentemente, com Jesus vivendo nelas em uma caminhada honesta e sincera consigo mesmas de obediência e busca diária Dele, com certeza essas pessoas acabam transbordando.

O Reino de Deus em expansão na Terra é isso: cada um vivendo o seu propósito de vida e transbordando Jesus, em qualquer área, em qualquer

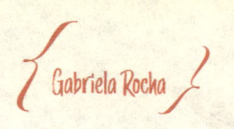

lugar; não precisa ter um crachá escrito "Eu sou cristã", "Eu vou à igreja todo domingo", mas mostrar os princípios de Deus através de nós. Ser incomum diante de uma geração que na sua maioria não se importa com o próximo. Veja que lindo o texto em 1 Timóteo 4:11-12: "Ordene e ensine estas coisas. Ninguém o despreze pelo fato de você ser jovem, mas seja um exemplo para os fiéis na palavra, no procedimento, no amor, na fé e na pureza".

Então, vamos nos levantar como uma geração que sabe para onde vai, que sabe o caminho da eternidade e que está de passagem nesta Terra cumprindo a sua missão como discípulos de Cristo. Vamos juntos, eu e você, falar do nosso amor por Cristo, viver por meio do nosso amor por Ele e amar com o nosso amor que vem de Jesus. Nós vamos para a eternidade com Cristo e ela já começou aqui nesta Terra. Para nós, viver é servir a Cristo e amá-Lo com todas as nossas forças.

{ Calendário }

Atividades para viver com Jesus todos os dias

Aqui vão algumas dicas especiais:

- Tempo para o seu devocional: quero desafiar você a desenvolver a partir de agora um tempo com Jesus TODOS OS DIAS. Nesse lugar que você vai escolher para estar a sós com Ele naquela hora que for mais conveniente para você, abra o seu coração com toda a sinceridade e diga o quanto deseja ser cheio de Jesus. Esvazie-se dos seus medos e peça ao nosso amigo Espírito Santo para levá-lo num nível que você nunca foi antes. Reacenda essa chama, queime de amor por Jesus, ore pedindo pela manifestação da glória de Deus na sua vida. Peça para Ele usá-lo para transbordar em situações que você nunca imaginou.

- Nesse tempo devocional, desligue-se de tudo ao seu redor, desligue o seu celular, comece ouvindo canções que levam você a adorar Jesus. Tire um tempo de leitura e meditação da Bíblia (sugiro João 6). Ore. Fique em silêncio por um tempo para ouvir o Espírito Santo falar com você.

- Derrame-se na presença do nosso amado Jesus. Seja cheio até transbordar!

Escreva no espaço a seguir as suas experiências com Ele nesses dias.

Segunda-Feira	Terça-Feira	Quarta-Feira	Quinta-Feira
Dia	Dia	Dia	Dia
Dia	Dia	Dia	Dia
Dia	Dia	Dia	Dia
Dia	Dia	Dia	Dia
Dia	Dia	Dia	Dia

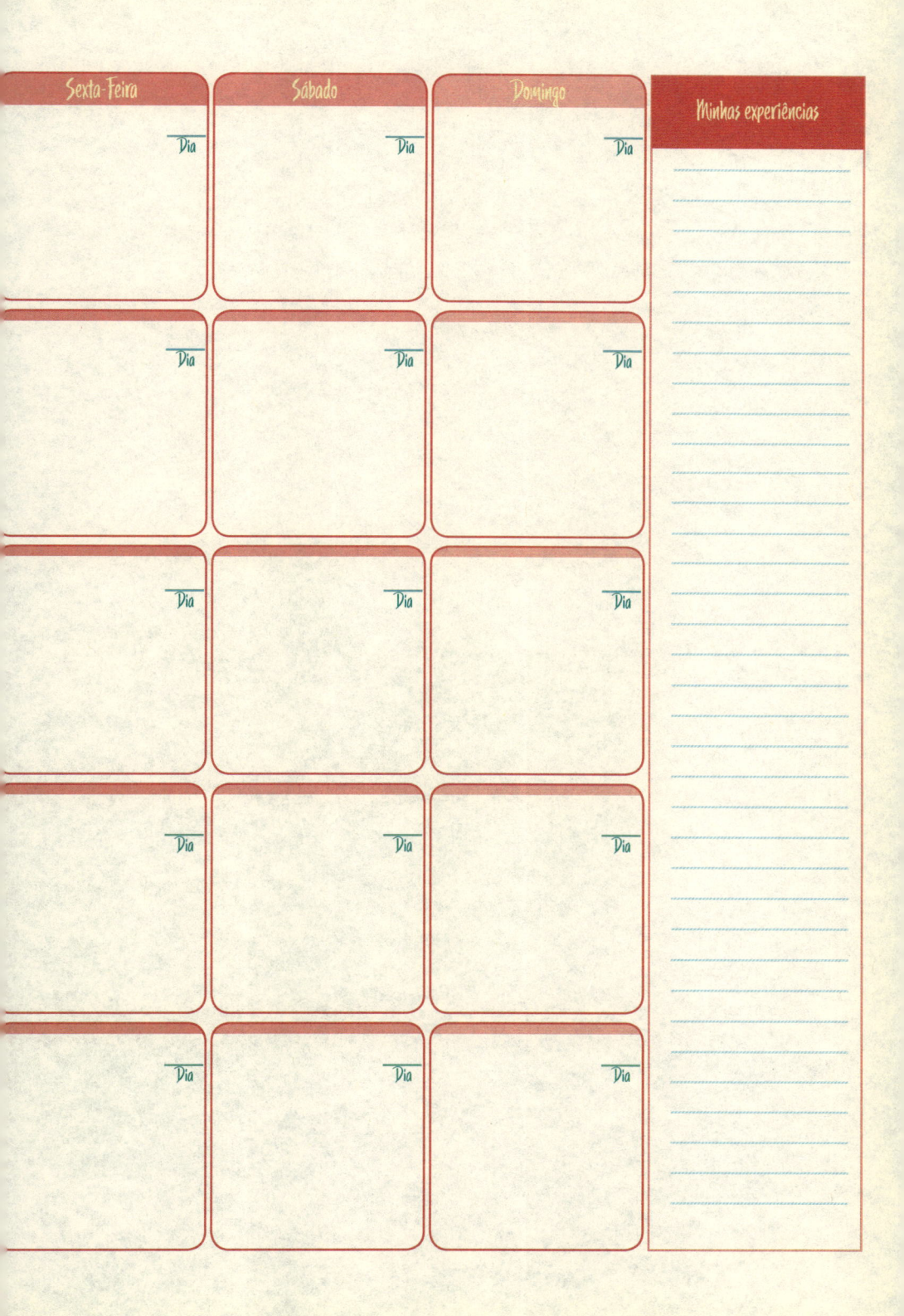

Sexta-Feira	Sábado	Domingo	Minhas experiências
Dia	Dia	Dia	
Dia	Dia	Dia	
Dia	Dia	Dia	
Dia	Dia	Dia	
Dia	Dia	Dia	

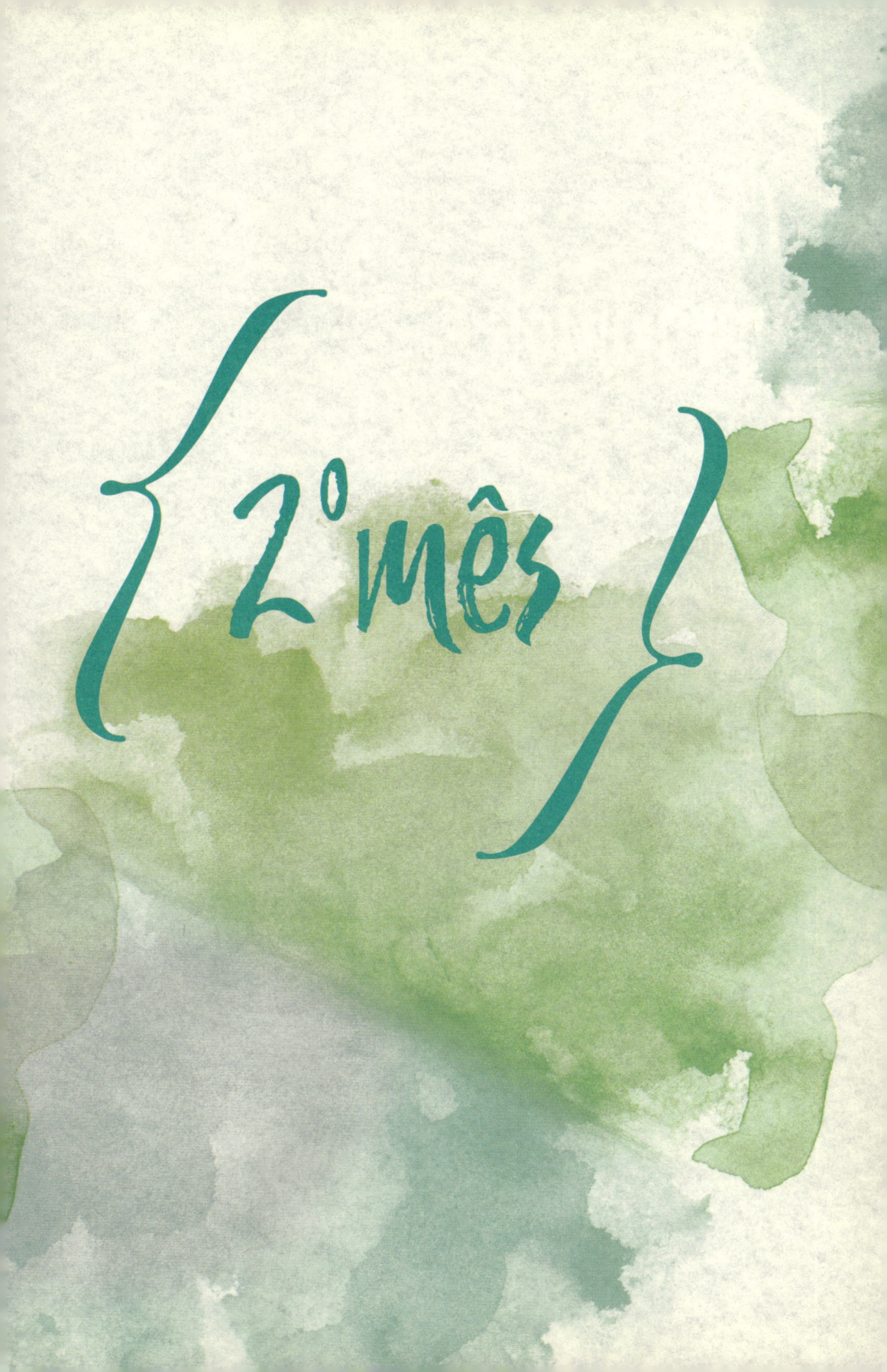

{ 2º mês }

Me aproximou

"Tão distante de Ti
Os meus pés tão cansados
Sem ter pra onde ir
Sem ter pra onde ir

Mas em meio ao caminho
Sua voz me chamou
Me tomou em Seus braços
E agora filho eu sou

Quebrou o abismo entre nós
Me revelou o Seu amor
E me resgatou
Me aproximou...

Nem a morte, nem a vida
Ou poderes vão nos separar
Nem a morte, nem a vida
Ou poderes vão nos separar..."

Você se considera uma pessoa livre?
Uma pessoa liberta?

Hoje em dia, muitas pessoas estão confundindo liberdade com libertinagem. Basta ler as notícias e ver a quantidade de jovens e adultos se entregando aos prazeres e, consequentemente, fazendo parte das estatísticas do aumento do número de DSTs, aids, aborto, acidentes de carros com motoristas alcoolizados, dependência química etc. Em nome da liberdade, alguns expõem o corpo às mais absurdas experiências, sem medir consequências e sem respeitar a sua integridade física, mental e moral.

Para mim, o conceito de ser uma pessoa livre e completamente liberta não se resume somente à condição de espaço; trata-se também da forma como você pensa e reage às questões da vida. Ser livre não é a "liberdade desenfreada" que uma pessoa tem de dizer sim a toda e qualquer situação que a maioria experimenta somente para se sentir parte do grupo ou "capaz" de fazer o que bem quiser da sua vida. Ser livre é justamente o contrário, é a capacidade que temos de analisar as situações e ter a escolha de dizer não para o que faz mal, para aquilo que traz consequências terríveis. Ser livre é o direito de escolher entre o bem e o

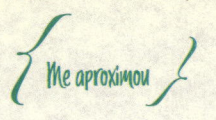
mal, e racionalmente escolher o que não fere a nossa integridade, os nossos valores e manter um bom caráter.

> "Não se deixem enganar: de Deus não se zomba. Pois o que o homem semear, isso também colherá. Quem semeia para a sua carne, da carne colherá destruição; mas quem semeia para o Espírito, do Espírito colherá a vida eterna." (Gálatas 6:7-8)

Partindo desse princípio e do livre acesso que nós temos à presença do Aba Pai, eu escrevi a canção "Me aproximou". Essa música foi a minha primeira composição e agradeço demais ao amigo Hananiel, que me encorajou a criar músicas. A letra fala de um dos textos da Bíblia que eu mais amo. Nele, vejo um resumo da nossa história de amor com Deus e por isso desejei transformá-lo em canção.

> "Que diremos, pois, diante dessas coisas? Se Deus é por nós, quem será contra nós? Aquele que não poupou a Seu próprio Filho, mas o entregou por todos nós, como não nos dará juntamente com ele, e de graça, todas as coisas? Quem fará alguma acusação contra os escolhidos de Deus? É Deus quem os justifica. Quem os condenará? Foi Cristo Jesus que morreu; e mais, que ressuscitou e está à direita de Deus, e também intercede por nós. Quem nos separará do amor de Cristo? Será tribulação ou angústia, ou perseguição, ou fome, ou nudez, ou perigo, ou espada? Como está escrito: 'Por amor de ti enfrentamos a morte todos os dias; somos considerados como ovelhas destinadas ao matadouro'. Mas em todas estas coisas somos mais que vencedores, por meio daquele que nos amou. Pois estou convencido de que nem morte nem vida, nem anjos nem demônios, nem o presente nem o futuro, nem quaisquer poderes, nem altura nem profundidade, nem qualquer outra coisa na criação será capaz de nos separar do amor de Deus que está em Cristo Jesus, nosso Senhor." (Romanos 8:31-39)

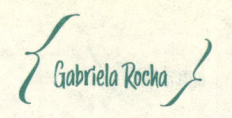
Nada pode nos separar de Deus quando somos realmente libertos pelo Seu amor. Há muitas diferenças entre uma pessoa presa e uma livre à luz da Bíblia. Somente Jesus ressuscitou dos mortos, portanto, está mais do que na hora de aprender a viver o poder da Ressurreição de Cristo. Esta é a maior vitória que já recebemos: Jesus foi crucificado e ressuscitou para que não sejamos escravos do pecado vivendo presos em sentimentos abusivos, coisas materiais, vícios, doenças da alma etc. Porque Ele quebrou o abismo entre nós, nos revelou o Seu amor, nos resgatou e nos aproximou Dele, podemos ser livres para receber o amor de Deus, amá-Lo e amar a nós mesmos de uma maneira não egoísta, de maneira que podemos ser tudo que Ele deseja que sejamos para a glória do nome Dele.

Pare de se culpar pelos seus erros e entenda que Jesus morreu na cruz, foi crucificado e RESSUSCITOU para que tenhamos livre acesso a Ele. Ele vive e nos deu acesso à Sua presença para andarmos em novidade de vida (2Coríntios 5:17). Viva do lado da Ressurreição que a cruz nos proporciona e coloque toda a sua confiança Nele para vencer as tormentas que tentam lhe aprisionar. Suas derrotas e seus erros do passado não são demais para Deus. Ele já o perdoou e libertou, não fique estagnado vivendo essas dores e achando que você não é capaz de mudar. A melhor coisa a fazer é assumir a sua condição de uma pessoa livre em Cristo Jesus e tomar a atitude certa. A confiança em Deus gera confiança e isso nos mantém saudáveis, descansados e em paz.

Quando falamos de liberdade e prisão, lembramos logo dos encarcerados, aqueles que estão presos em cadeias, presídios. Esse exemplo é bem prático para entender que, da mesma forma que existem as penitenciárias físicas, existem as prisões do pecado, e pelo poder da cruz e da Ressurreição de Jesus fomos libertos das penitenciárias do pecado. Somos livres para viver sem culpa, sem desonestidade, sem mentiras, sem rejeição, sem medo, sem orgulho etc.

"Foi para a liberdade que Cristo nos libertou. Portanto, permaneçam firmes e não se deixem submeter novamente a um jugo de escravidão." (Gálatas 5:1)

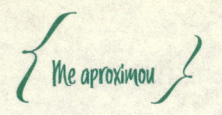

Pode um preso que recebeu a sentença de liberdade querer voltar a ser preso?

Nunca ouvi falar a respeito disso em penitenciárias físicas, mas infelizmente no dia a dia já vi pessoas com testemunhos de vida maravilhosos voltarem para as prisões espirituais do passado.

Você pode dar uma pausa na leitura, sorrir para Ele e agradecer pelo Seu infinito amor, graça e misericórdia sobre nós?

Sou cristã desde os 5 anos, então não tive uma vida fora da Igreja, mas já tive os meus dias distantes de Jesus. O que o nosso cotidiano mais nos proporciona são oportunidades de ficar distante de Deus, é a conhecida religiosidade que faz você acreditar que para ser um bom cristão é preciso cumprir as regras e que somente aos domingos você deve ir ao templo e encontrar Jesus. E um outro sintoma da religiosidade é exigir dos outros uma disciplina que nem você pratica. Posso dizer uma coisa? Ter esse tipo de comportamento é como se você estivesse morto, é como se a sua respiração não saísse do mesmo jeito, você sente falta de algo, sente falta da presença, você se sente perdido.

Estar debaixo da autoridade de um pastor e congregar em uma igreja local que ensina a Palavra de Deus é um princípio vital para vivermos em novidade de vida, pois a fé vem por ouvir a Palavra de Deus (Romanos 10:17). Em comunhão com os irmãos na fé também crescemos espiritualmente e aprendemos a servir uns aos outros. Porém não é disso que estou falando, e sim do perigo de não ter comunhão e intimidade com Jesus na rotina diária. É um perigo enorme porque a pessoa não medita na Bíblia em casa, não tem vida de oração, não tem a sua intimidade com o Espírito Santo e acha que só porque vai à igreja aos domingos está tudo bem, que isso é religiosidade.

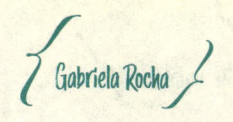

Ir ao templo adorar é o combustível e o alimento que recebemos para que nos outros dias da semana possamos praticar o que aprendemos e ir mais a fundo na sinceridade, no amor, no temor e no prazer de estar na presença do Aba Pai. Ele nos sustenta e nos fortalece sem reservas, somente Ele nos dá sabedoria para não voltarmos às práticas do passado que nos levavam a ser escravos do pecado.

Todo cuidado é pouco, e a Bíblia diz que o nosso coração é enganoso (Jeremias 17:9). Nenhum pecado é concebido do dia para a noite. O processo começa na mente – os pensamentos –, depois vai para o coração – o desejo – e por fim vem a prática. Uma mente e um coração que não estão sendo diariamente sondados e examinados pelo Espírito Santo correm o grave risco de serem dominados pelos desejos humanos da carne e darem brechas para o Diabo agir e materializar a sua vontade de ver o homem preso ao pecado.

Graças a Deus, nos meus momentos de adolescente em que fiquei distante de Jesus achando que estava perto, eu ouvi a voz do Espírito Santo e pude voltar a caminhar com Ele sem religiosidade e fluir na presença do Senhor. Sei que Ele sempre nos avisa dos perigos e atalhos que estamos querendo seguir na jornada, e há tempo para mudar a rota da nossa conduta. A vida cristã é assim, feita de etapas e processos, e eu posso garantir que, quando nós conhecemos realmente quem é Jesus, é impossível deixá-Lo. O amor Dele por nós nos atrai e o nosso amor por Ele é inexplicável. É realmente fonte de vida e a razão da nossa existência.

Quem é o autor da sua libertação?

Você o conhece profundamente?

JESUS VIVE! E a nossa história de libertação espiritual, emocional, física e material começou no ato da Ressurreição.

Jesus, antes de ser crucificado, fez uma oração ao Pai, e uma coisa me chamou atenção:

> "Depois de dizer isso, Jesus olhou para o Céu e orou: 'Pai, chegou a hora. Glorifica o Teu Filho, para que o Teu filho Te glorifique. Pois lhe deste autoridade sobre toda a humanidade, para que conceda a vida eterna a todos os que lhe deste. Esta é a vida eterna: que Te conheçam, o único Deus verdadeiro, e a Jesus Cristo, a quem enviaste." (João 17:1-3)

Acho incrível Jesus dizer: "Que Te conheçam". Você sente liberdade de ficar perto de quem você não conhece? Gosta de ficar próximo de alguém que dá medo em você? Obviamente não.

Jesus nos aproximou de Deus Pai, mas só temos a real noção de tal honra quando conhecemos quem Ele é. É como se você passasse anos distante de uma pessoa que você ama demais e que mora em outro país, mas você não tivesse condições de visitá-la. Quando você não aguenta mais de saudade, um amigo generoso compra uma passagem de avião e finalmente é possível encontrar essa pessoa que você tanto ama. Não seria uma alegria surreal? Claro que sim! Porque você sabe o valor dessa aproximação, desse reencontro com alguém que você ama muito.

Quando não conhecemos a pessoa e não sabemos as suas qualidades e virtudes, não faz sentido desejar tanto estar com alguém desconhe-

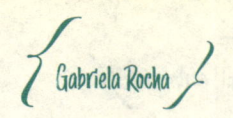

cido. Conhecer alguém demanda tempo, tem que aprender a ouvir também, não querer falar somente de você e das suas coisas sem interagir. É necessário prestar atenção aos detalhes, perceber do que aquela pessoa gosta ou não, o que faz aquela pessoa sorrir ou ficar triste. Depois de um tempo, a convivência faz com que você saiba discernir como essa pessoa está se sentindo somente de olhar.

Usei esses exemplos simples para refletirmos a respeito do nosso relacionamento com Deus. Será que temos gastado tempo suficiente com Ele para conhecermos a fundo quem Ele é?

Nós fomos reconciliados com Deus por meio da morte e Ressurreição de Cristo. Ele quebrou a separação que existia por um propósito: Deus deseja se relacionar conosco, mostrar para nós quem Ele é, quais são Seus planos a nosso respeito, quais os propósitos do Seu coração para nós, como Ele sorri com algo que você faz ou também quando Ele se entristece com alguma coisa.

Se acredita em Deus, permita que Ele se revele a você, nos mínimos detalhes, esteja com os ouvidos atentos, deixe Ele falar, ensinar, mostrar tudo a você. Às vezes estamos falando tanto dos nossos problemas e do que precisamos que nem damos atenção ao que Ele deseja dizer para nós. Conhecer Deus é transformador, pois caem as vendas dos nossos olhos, deixamos de conhecê-Lo pelo que ouvimos de terceiros e começamos a experimentar Sua poderosa e doce companhia todos os dias, passando a viver com Ele as nossas próprias experiências.

Então, chegamos a um ponto que eu amo. Depois que estamos firmes Nele, rodeados por esse amor, estamos prontos para ouvir a maior declaração de amor que lemos em Romanos 8:35-39.

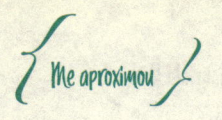

Onde o seu amor está alicerçado:
em Deus ou em alguém?

A idolatria não é somente adorar outros deuses, mas também colocar todo o fundamento da sua vida em alguém ou algo que não seja a presença de Deus. E se um dia essa pessoa ou essa coisa for embora, como você vai ficar? Será que o fundamento da sua vida vai junto?

Não, nada pode separar você do amor de Jesus. Comece a colocar seu coração no lugar certo, deixe que Jesus ocupe o trono do seu coração. Temos que ter relacionamentos saudáveis aqui na Terra, mas nenhum deles pode ser mais importante do que a nossa prioridade e entrega a Deus, Ele é o primeiro e único que pode saciar a nossa fome de amor mais profunda.

Tenha a certeza de que, uma vez fincado nesse amor, nada vai separar você Dele. Isso sim é amor eterno, perfeito e incomparável.

Como não lembrar o filho pródigo? (Lucas 15:11-31)

Um amor incansável daquele pai. Posso imaginar aquele pai esperando pelo filho todos os dias, desejoso por sua volta, e quando o filho voltou, com as roupas sujas e o cabelo bagunçado, o pai não se importou. Não importou para o pai o que ele fez, pois o filho pediu perdão e se humilhou, e o importante para aquele pai era que o filho tinha retornado vivo e, assim, o pai pôde cuidar dele. O pai deu ordem, e então trocaram as roupas daquele filho que estava perdido. Tudo voltou ao seu lugar, o pai encontrou o filho e ficou alegre.

Essa parábola do filho pródigo retrata, exatamente, a nossa história de amor e redenção. Deus nos amou de uma forma tão grande que enviou Jesus para nos perdoar, e então fomos lavados pelo Seu sangue puro e honrados como filhos de Deus, recebendo a honra de ter o nosso relacionamento restaurado com o Pai.

Pela graça divina se ainda estamos aqui na Terra, antes de ir para o nosso lar no Céu, temos que viver intensamente o amor de Deus, cultivan-

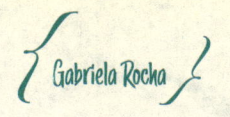

do, cuidando e com a certeza de que sempre seremos correspondidos pelo nosso Deus Pai, o nosso noivo adorado. Deus tem amor? Não, Deus **é** amor. Não podemos mensurar e muito menos entender esse amor, então tire-o da lógica humana, pare de pensar que Ele ama você por recompensas, porque não é assim que funciona. Apenas desfrute desse amor.

O amor de Deus é a cura de que a humanidade precisa. A ideia de ter um Pai pode ser muito estranha para quem não teve uma figura paterna ou para quem teve um pai com quem não tinha um bom relacionamento. Se essa foi a sua história, quero lhe apresentar ao Aba Pai, ao Deus Pai que jamais vai abandonar ou deixar você, e mesmo que seus pais o abandonem aqui na Terra, Ele jamais deixará de amá-lo, incansavelmente.

O amor de Deus é o remédio para a nossa alma. Todas as pessoas que aceitam, sentem e vivem o amor de Deus são transformadas. Meu desejo é que seu amor por Jesus aumente a cada dia. Vamos ser livres na bondade, na paz, na alegria e na confiança desse amor infinito.

Calendário

Atividades para viver com Jesus todos os dias

Aqui vão algumas dicas especiais:

- O nosso desafio é para os apaixonados por Jesus. Quero desafiar você a TODOS OS DIAS fazer uma declaração de amor para Ele, em oração, sussurrando uma música, ou fazendo uma carta de amor para Ele. Não pense que são coisas ridículas, porque Ele não resiste a um coração quebrantado. Não precisa ser a voz perfeita, o poema perfeito, a dança perfeita, não. Seja um filho querendo chamar a atenção do seu pai, seja um adorador.

- Diga EU TE AMO para Jesus mais vezes por dia, cante mais louvores por dia, agradeça mais vezes por dia.

- Faça uma autoavaliação do seu comportamento, perceba se você não está repetindo os mesmos erros da sua família, dos seus pais, e converse com Deus sobre isso. Você é livre para seguir rotas diferenciadas dos caminhos que seus pais trilharam.

- Se você tem alguma dificuldade e precisa de libertação em determinada área da sua vida, procure ajuda com os seus pastores, disponha-se a participar de retiros espirituais e acredite que, com a construção de um relacionamento sincero com o Aba Pai por meio da oração, meditação na Palavra e atitude da sua parte em obedecer ao que Ele ensina, você vai ser transformado.

- Aprofunde-se mais no estudo sobre o tema "liberdade em Cristo". O cristão é livre para fazer o que convém. A questão não é o que eu posso ou não posso fazer, mas fazer aquilo que eu sei que agrada ao meu Deus amoroso e gracioso.

Não se esqueça de que antes de você respirar, Ele já o amava!

Escreva no espaço a seguir as suas experiências com Ele nesses dias.

{ Minhas reflexões do 2º mês }

Segunda-Feira	Terça-Feira	Quarta-Feira	Quinta-Feira
Dia	Dia	Dia	Dia
Dia	Dia	Dia	Dia
Dia	Dia	Dia	Dia
Dia	Dia	Dia	Dia
Dia	Dia	Dia	Dia

Sexta-Feira	Sábado	Domingo	Minhas experiências
Dia	Dia	Dia	
Dia	Dia	Dia	
Dia	Dia	Dia	
Dia	Dia	Dia	
Dia	Dia	Dia	

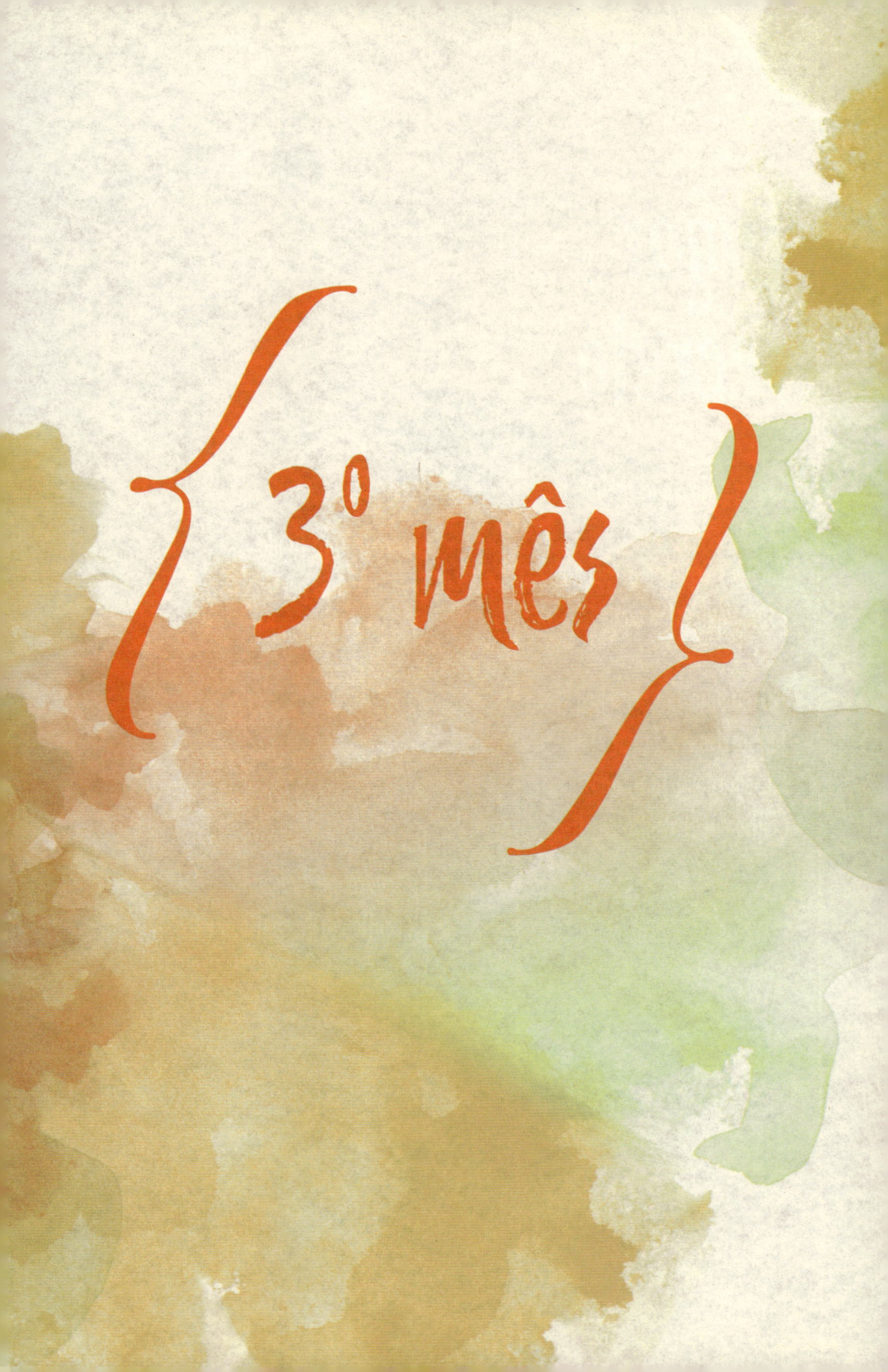

{ 3º mês }

Lugar secreto

"Tu és tudo o que eu mais quero
O meu fôlego, Tu és
Em Teus braços é o meu lugar
Estou aqui, estou aqui

Pai, eu amo Tua presença
Teu sorriso é vida em mim
Eu seguro em Tuas mãos
Confio em Ti, confio em Ti

Quero ir mais fundo
Leva-me mais perto
Onde eu Te encontro
No lugar secreto
Aos Teus pés, me rendo
Pois a Tua glória quero ver
Pai, eu amo Tua presença
Teu sorriso é vida em mim
Eu seguro em Tuas mãos
Eu confio em Ti, confio em Ti"

Qual é o seu lugar favorito?

Pare um minuto e pense: qual é o lugar onde você mais ama estar? Há locais em que nos sentimos bem seguros e relaxamos bastante. Eu, por exemplo, amo viajar. Como é bom sair da rotina e ir para um lugar diferente! Já viajei dez dias seguidos e, por mais que eu amasse o lugar, chegou uma hora que me cansei; então, bateu aquela saudade de onde? Da minha casa, da minha cama e do meu lugar.

A música "Lugar secreto" fala sobre um local em que devemos estar, mas que não se restringe a um espaço físico. Na verdade, fala muito mais sobre nós mesmos como casa de Deus (1Coríntios 6:19) do que sobre o local reservado para esse encontro incrível com o nosso Aba. Em março de 2017, mês do meu aniversário, eu compus essa canção com o meu amigo de composição Hananiel Eduardo. Lembro-me que estava bastante sedenta em ir mais além, ir mais a fundo na presença de Deus, e queria traduzir isso em música, então nasceu a letra dessa canção. Foi muito especial porque de uma vez por todas eu entendi que, quanto mais vulneráveis, sinceros e entregues somos na presença de Deus, mais Ele tem prazer em nos curar emocionalmente, nos fortalecer e nos encher Dele.

Eu venho de uma caminhada cristã, cresci ouvindo a Palavra de Deus. Meus pais receberam a Cristo como Salvador na sua vida quando eu tinha 5 anos de

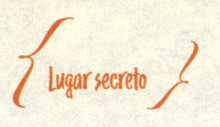

idade, então desde aquele momento sempre participei do corpo de Cristo, sendo assídua em uma igreja local. E nessa jornada eu lembro que uma das experiências que me marcaram sobre estar e permanecer no esconderijo do Altíssimo foi quando perdi a minha avó materna, aos 10 anos. O choque foi muito grande, pois eu era muito ligada a ela, e no meio de todo aquele sofrimento aconteceu algo inesperado: a minha voz sumiu, eu perdi a voz. E foi bem na época em que eu havia feito audição para o *Programa Raul Gil* e estava aguardando a resposta. Passou um tempo e eles entraram em contato. Fiquei sem chão e muito triste porque eu amava cantar, a minha vida era cantar e eu levava tudo muito a sério, apesar de ser uma criança. Então, nesse momento, aprendi que a verdadeira adoração a Deus não dependia da minha voz, mas do meu coração.

Fiz tratamentos nas cordas vocais e durante cinco meses fiquei sem voz, não saía de jeito nenhum, mas depois ela foi voltando e pude continuar a cantar novamente. Entendi perfeitamente que nada na minha vida era sobre a minha voz, o dom que Deus me deu para cantar, mas sim sobre a minha real adoração e entrega a Jesus Cristo. Mesmo sem cantar eu poderia continuar adorando Deus e não desistir Dele na minha vida.

A partir dessa experiência, a minha vida passou a ter outro sentido, pois comecei a habitar com confiança o esconderijo do Altíssimo. Sofrimentos acontecem na nossa vida para termos perseverança, confiança e necessidade de ir mais a fundo no nosso relacionamento com Deus, e isso vai depender e muito de por quanto tempo nos derramamos no lugar secreto.

Lembro-me de Jesus, que sempre teve os momentos a sós entre Ele e o Pai. Ele era santo, perfeito, fiel e de uma sabedoria infinita, mas não deixava de buscar a presença do Pai Eterno. Já parou para pensar por que Ele precisava desse tempo? Jesus era humilde e sabia exatamente de onde vinha a Sua força e razão para cumprir a Sua missão na Terra. Ele deixou o exemplo de dependência e comunhão com Deus porque a experiência de estar em um corpo humano, com todas as sensações que esse corpo e alma possuem, deixou claro para Cristo que a única forma de uma pessoa ser livre e desfrutar do que Ele nos proporcionou na Cruz do Calvário e na Ressurreição é considerar com prioridade a oportunidade do livre acesso à presença

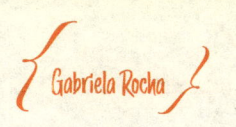

do Deus Todo-Poderoso que, por meio do Seu poder e da Sua Palavra, pode transformar e ajustar a vida de qualquer ser humano. Não existe melhor nem pior para Deus, existem aqueles que dizem sim a Ele e os que dizem não por pura soberba. Na nossa fragilidade podemos nos fortalecer em Cristo todo dia.

Muitos imaginam que quem está nas plataformas das igrejas, quem é líder seja onde for ou quem tem algum trabalho em que está em evidência tem uma vida sem enfrentar problemas ou lutas. Isso é ilusão, todos nós temos a nossa história de lutas, perdas, tristezas, mas também de vitórias. O que fez toda a diferença para mim foi quando passei a estar nesse lugar secreto com o Aba Pai. Esse lugar mudou a minha vida e quero compartilhar isso com você.

Durante muito tempo da minha adolescência e parte da juventude, quando eu tinha um dia ruim, ficava muito mal e também muito desesperada, ansiosa e preocupada, era como se eu estivesse perdida, sem ter para onde ir. Com essa situação, eu me sentia muito sozinha, parecia que ninguém conseguia me ouvir de verdade. Até que um dia encontrei esse lugar, e é difícil tentar descrevê-lo, porque é muito perfeito; eu fecho os meus olhos, respiro bem fundo e digo: Jesus, eu sinto Seu amor; e a partir daí é como se Ele com toda Sua grandeza me pegasse e me colocasse em seu colo, e ali eu começo a compartilhar TUDO com Ele. Nesse lugar as máscaras caem, e os sentimentos e as vontades têm o nome exato, por mais difícil que seja verbalizar. É um momento de rasgar o coração.

Sabe, eu nunca vi o sorriso do Aba, e uma das minhas maiores esperanças é vê-Lo sorrir. Mas nesse lugar eu sinto, eu sinto o Seu sorriso, e isso me completa de uma maneira fora do comum. Eu sou igual a você, tenho os meus sonhos, e não, a maioria deles ainda não se realizou, mas quando eu chego nesse lugar, consigo confiar ainda mais Nele, porque Ele é amor, é bom e é perfeito. Se você nunca esteve nesse lugar, quero convidá-lo a ir até ele.

Em Mateus 6:6, Deus coloca de forma bem clara que Ele não quer uma oração programada. Orar não tem a ver com ser muito intelectual e chamar a atenção de Deus com palavras difíceis, pois ninguém é "mestre da oração". Deus não o chama para ser marionete ou ator, Ele chama você de filho, então orar é de coração para coração.

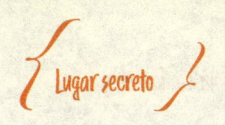

Quando você chegar nesse lugar, se entregue sem medo e sem reserva. Ele o conhece mais do que qualquer outra pessoa e mesmo assim Ele está ali para guiar você. Então, se as coisas não estiverem boas, conte para Ele, se você tem uma decisão importante para tomar, pergunte a Ele antes. A oração é uma conexão perfeita entre o homem e Deus. Em Salmos 27:8: "A Teu respeito diz o meu coração: 'Busque a minha face'. A Tua face, Senhor, buscarei".

Vivemos em uma geração em que a internet domina demais nosso tempo. É impressionante como passamos tantas horas nos alimentando de um "mundo" que não existe, e quando percebemos não tiramos um momento do nosso dia para nos desligar de tudo e estar com Jesus, adorando-O. Disciplina é algo muito importante na nossa vida, é necessário saber dar prioridade às coisas certas e pô-las em ordem de importância, é preciso ter um limite para tudo.

Como construir o lugar secreto?

Sabe quando você viaja para um lugar muito legal? Uma praia, uma cidade diferente. Então você, todo animado, fala com seus amigos, diz para eles o quanto eles precisam conhecer aquele local. Assim deve ser também o seu entusiasmo sobre o lugar secreto. Você vai começar a compartilhar e as pessoas ao seu redor ficarão desejosas de ir a esse lugar também.

Muitas coisas só aprendemos lá, nem tudo vamos aprender na igreja aos domingos, existem coisas preciosas que Ele irá revelar somente pra você, palavras *rhemas* (específicas e direcionadas a você) serão entregues por Deus. Por isso temos que estar sensíveis à voz de Deus e com nosso espírito atento.

Davi, o homem que era segundo o coração de Deus (1Samuel 13:14/ Atos 13:22), é um exemplo de alguém que amava esse lugar e seu coração ansiava estar com Deus. Fazia parte da sua rotina, desde quando ele era

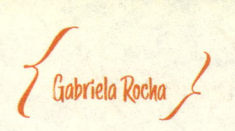

adolescente e estava lá no pasto. Naquele tempo ele já tinha esse hábito. Davi não precisou ser rei para amar Deus intensamente. Antes de ser rei ele já era grato, adorador e sabia da força do seu Deus. Quando Davi foi matar Golias, a sua mente não estava no gigante à sua frente, mas no Deus que ele conhecia muito bem e com o qual tinha um relacionamento íntimo. Davi soube que ninguém poderia ir contra Ele.

Para construir esse lugar secreto na presença de Deus temos que entender que lá é o único lugar onde somos fortalecidos e preparados para o dia mau, lá as nossas armas espirituais estarão prontas quando tivermos que usá-las (2Coríntios 10:4), porque Deus nos guiará. É necessário dar o primeiro passo e estar no lugar secreto com Deus. Como em qualquer relacionamento, teremos nossos dias difíceis, em que nossa conversa com Ele talvez seja só lágrimas. Ainda assim, em qualquer tempo, corra para esse lugar, a qualquer hora, e se sinta atraído pelo que foi conquistado para você. Ocupe o seu lugar.

Algumas pessoas vivem em dois extremos em relação à busca por Deus. Algumas buscam a Deus somente no dia ruim e, quando são abençoadas e recebem a vitória, se esquecem do Cristo que as socorreu. Outras, por sua vez, fazem o contrário: no dia mau se afastam de Deus, ficam com raiva e acham que a manifestação e o cuidado Dele só podem ser vividos nos momentos bons de vitória. Os dois exemplos são de pessoas que precisam urgentemente do lugar secreto para equilibrar as suas almas e o seu entendimento a respeito de quem é Deus para elas.

Muitos não entendem que na força do seu braço eles não têm como realizar muita coisa e vão se frustrar. Caminhar com Jesus é seguro e tem propósito. Nossa vida passa a ter sentido e sabemos exatamente que não há nada nem ninguém que possam ocupar o lugar de Deus no nosso coração. Por mais que muitos busquem saciar a sua fome de amor e carências mais profundas em sexo, drogas, festas, bebidas alcoólicas, pessoas, dinheiro, posição social etc., nada disso preenche esse espaço vital que é somente de Deus, do doce Espírito Santo, dentro do nosso ser, do nosso coração. No lugar secreto reconhecemos essa necessidade da presença Dele em nós e agindo por nós, e isso é inexplicável, é único, somente vivendo

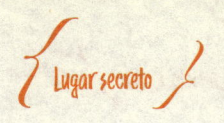

para sentir o alívio de deixar as cargas emocionais que carregávamos sem necessidade e por puro orgulho.

Outra circunstância que pode acontecer na nossa vida são os momentos de queda, de erro. Se você cair, não abandone esse lugar. Somente lá você terá a transformação e o suporte de que precisa para se levantar e prosseguir. Davi caiu, ele entristeceu o coração de Deus, e então disse:

"Cria em mim um coração puro, ó Deus, e renova dentro de mim um espírito estável. Não me expulses da Tua presença, nem tires de mim o Teu Santo Espírito. Devolve-me a alegria da Tua salvação, e sustenta-me com um espírito pronto a obedecer. Então ensinarei os Teus caminhos aos transgressores, para que os pecadores se voltem a Ti." (Salmos 51:10-13)

Davi não fugiu do confronto, foi humilde o suficiente para entender que o seu pecado foi cruel e que ele precisava do socorro de Deus. Ele correu para o lugar secreto, correu para o seu abrigo e clamou por misericórdia, derramou seu coração com total arrependimento pelo que tinha feito. O que mais importava para o rei Davi era obter o perdão de Deus para poder continuar desfrutando da graça de se relacionar com o seu Deus maravilhoso. Davi sofreu as consequências do seu pecado, mas não deixou Deus e entendeu perfeitamente o processo Dele na sua vida. O rei Davi tinha a sua vida de adorador no lugar secreto.

Muitas pessoas, quando experimentam a terrível dor de pecar contra Deus, infelizmente, não vão ao lugar secreto e acabam acumulando no seu coração um sentimento maligno de culpa. Acham-se indignas de desfrutar da presença de Deus e por isso evitam o lugar secreto. Essas pessoas têm dificuldade de receber o perdão de Deus. Eu quero deixar bem claro para você que o lugar secreto é para todos nós. Não desista, sinta-se perdoado e amado pelo Pai Eterno de forma incondicional. Aprenda com Davi, chamado de homem segundo o coração de Deus, que falhou, reconheceu o seu erro, confessou, se arrependeu e não voltou mais a cometer o erro. Ele sabia da sua essência em Deus e confiava muito no Eterno.

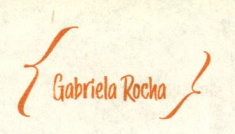

Deus quer que você se aproxime Dele, porque Ele deseja o que é melhor para você. Embora Deus seja onisciente, Ele quer que você se dirija a Ele com toda a liberdade, mostrando a vontade de compartilhar a sua vida e tudo o que está em seu coração. Uma forma de fazer isso é estar diariamente no lugar secreto. Deus é gracioso, misericordioso e nos ama. O desejo de Deus por nós nunca vai acabar.

Onde você está nesse amor? Faça uma reflexão sobre si mesmo: será que você tem amado Deus com TODO o seu coração?

Saia explorando esse lugar, seja curioso, queira conhecer tudo o que Ele tem para você, lembra-se de que a Palavra diz que seus olhos não viram, seus ouvidos não ouviram nem chegou ao seu coração o que Deus tem preparado para aquele que O ama (1Coríntios 2:9)? Pois é, confie nessa promessa, saia do natural, porque o que Ele tem é sobrenatural, está acima da sua capacidade de entendimento. Peça que Ele mostre o quanto quer que você O busque nesse lugar dia após dia. Agradeça-O por todas as maneiras que Deus ama e cuida de você.

Receba, guarde, cuide e terá mais. Guarde com muito cuidado tudo o que Ele der a você. Quanto mais se alegrar e guardar as palavras que Ele der, mais Ele vai desejar derramar a vida Dele sobre você. Plenitude de vida não é ter vida perfeita, plenitude de vida é não sentir falta de nada.

Ir mais a fundo ao lugar secreto

Vamos falar sobre o rio de Deus (Salmos 46:4). Como eu amo esse rio! Você se lembra de quando aprendeu a nadar? Se ainda não sabe, é melhor aprender (risos).

Lembro-me de uma vez em que eu e minha família estávamos na praia – eu tinha uns 5 anos, mas essa memória é bem viva na minha mente –, meu pai foi me levar ao mar. Eu estava com muito medo, mas muito mesmo, as ondas eram muito maiores do que eu, então, meu pai me deu a

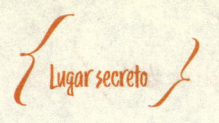

mão e foi andando comigo em direção ao mar. Conforme ele ia chegando mais perto da àgua eu ficava mais assustada. Então estávamos nós ali, no raso, mas para mim era muito assustador. Eu estava agarrada segurando a mão dele e não largava por nada, até que num determinado momento já estava me sentindo segura, então, soltei a mão dele e comecei a brincar ali no raso. De repente veio uma onda muito forte, e aí o que aconteceu? Levei um caldo, um caldo sinistro (risos), parecia que não tinha fim aquela onda, parecia que eu estava em alto-mar, até que meu pai puxou a minha cabeça para fora da água e todos começaram a rir, porque eu estava total-mente no raso com a cabeça dentro da água enquanto a onda passava, mas bastava me sentar direito para que mais da metade do meu corpo ficasse fora da água. Assim foi minha primeira experiência com o mar.

Esse exemplo de que estar no raso do mar pode assustar, é o mesmo quando você não sabe como lidar com a presença, não sabe como adorar, orar com toda a sinceridade, tudo é muito novo e as renúncias assustam um pouco. Até o fato de ter que depender totalmente de Deus pode dar medo, mas o incrível do Aba Pai é que Ele nunca vai nos levar aonde não queremos ir, Ele nunca vai forçá-lo a nada que você não queira, mas, assim que você desejar, Ele vai dar a mão para você e o levará mais para o fundo. Não significa que o medo não virá, pois as ondas assustam, mas a mão Dele traz a segurança de que você precisa. Estar no raso é confortável, mas Deus nos chama para ir mais a fundo e mergulhar nessa presença, nesse rela-cionamento. As revelações de quem Deus é começam quando você deixa de ser o senhor da sua vida e se lança como uma criança desejando mais desse amor infinito.

O nosso relacionamento diário com Deus traz para nós um amadure-cimento que se reflete nas nossas atitudes rotineiras, o fluir do Espírito se torna algo natural e necessário, e falar sobre Ele também flui, como falar de alguém que faz parte da nossa vida. Uma das conquistas mais poderosas do lugar secreto, além de desfrutarmos da presença desse Pai Poderoso, é que também passamos a ficar mais parecidos com Ele, com a Sua essência, ou seja, por meio Dele desenvolvemos o fruto do Espírito Santo (Gálatas 5:22-25), que é exatamente aquele equilíbrio emocional que buscamos

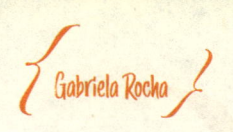

para saber viver todas as fases da vida e buscar a direção de Deus para as nossas tomadas de decisão, desejando sempre que se cumpra a vontade Dele. A paz, a alegria e a obediência que temos quando caminhamos com Deus nesse lugar são a expressão da incansável busca do conhecimento do plano Dele e assim, de forma consciente, nos submetemos e desfrutamos das consequências da nossa decisão em depender Dele.

Somente no lugar secreto recebemos o discernimento para cumprir a vontade Dele nas diversas áreas da nossa vida e iniciamos uma caminhada de amadurecimento. De fato, nesse lugar, nós O buscamos com toda a força do nosso coração e O encontramos, e Ele nos dá descanso. Passamos a nos deleitar na presença do nosso Pai Eterno e, consequentemente, nos deleitamos em fazer a vontade Dele, porque a Palavra Dele acha espaço e uma terra fértil em nosso coração. Entendemos o que é fazer a vontade do Aba Pai para viver para a glória Dele, e dia após dia somos ajustados como filhos amados de Deus, que se aceitam e sabem o seu valor em Cristo.

Quero desafiar você a fazer coisas diferentes, a sair do lugar-comum e a ter o seu momento com o Aba em lugares diferentes. Vá caminhar com Ele, renuncie a alguma coisa para passar mais tempo com Ele nesse lugar, gere experiências com Ele. Cante salmos e compartilhe esse lugar com mais pessoas, diga as coisas que você tem vivido ali. Tenho certeza de que Deus irá fazer grandes coisas.

{ Calendário }

Atividades para viver com Jesus todos os dias

Aqui vão algumas dicas especiais:

- O lugar secreto é um momento de se derramar na presença de Deus. Esse tempo pode ser durante o seu devocional ou pode ser algo à parte. Você pode variar de local, pode escolher um lugar onde é possível contemplar o Céu, a natureza, onde você possa estar a sós com Ele. Pode ser no seu quarto. Enfim, esteja em um lugar onde você consiga se conectar com Ele.

- Jejue pelo seu lugar secreto.

- Ao acordar, comece a cultivar o hábito de declarar o seu amor para Deus. Diga o quanto você O ama.

- Escolha o louvor do dia ou da semana que expresse exatamente como você se sente.

- Seja sincero nas suas orações. Deseje mais do Aba na sua preciosa vida!

Escreva no espaço a seguir as suas experiências com Ele nesses dias.

Segunda-Feira	Terça-Feira	Quarta-Feira	Quinta-Feira
Dia	Dia	Dia	Dia
Dia	Dia	Dia	Dia
Dia	Dia	Dia	Dia
Dia	Dia	Dia	Dia
Dia	Dia	Dia	Dia

Sexta-Feira	Sábado	Domingo	Minhas experiências
Dia	Dia	Dia	
Dia	Dia	Dia	
Dia	Dia	Dia	
Dia	Dia	Dia	
Dia	Dia	Dia	

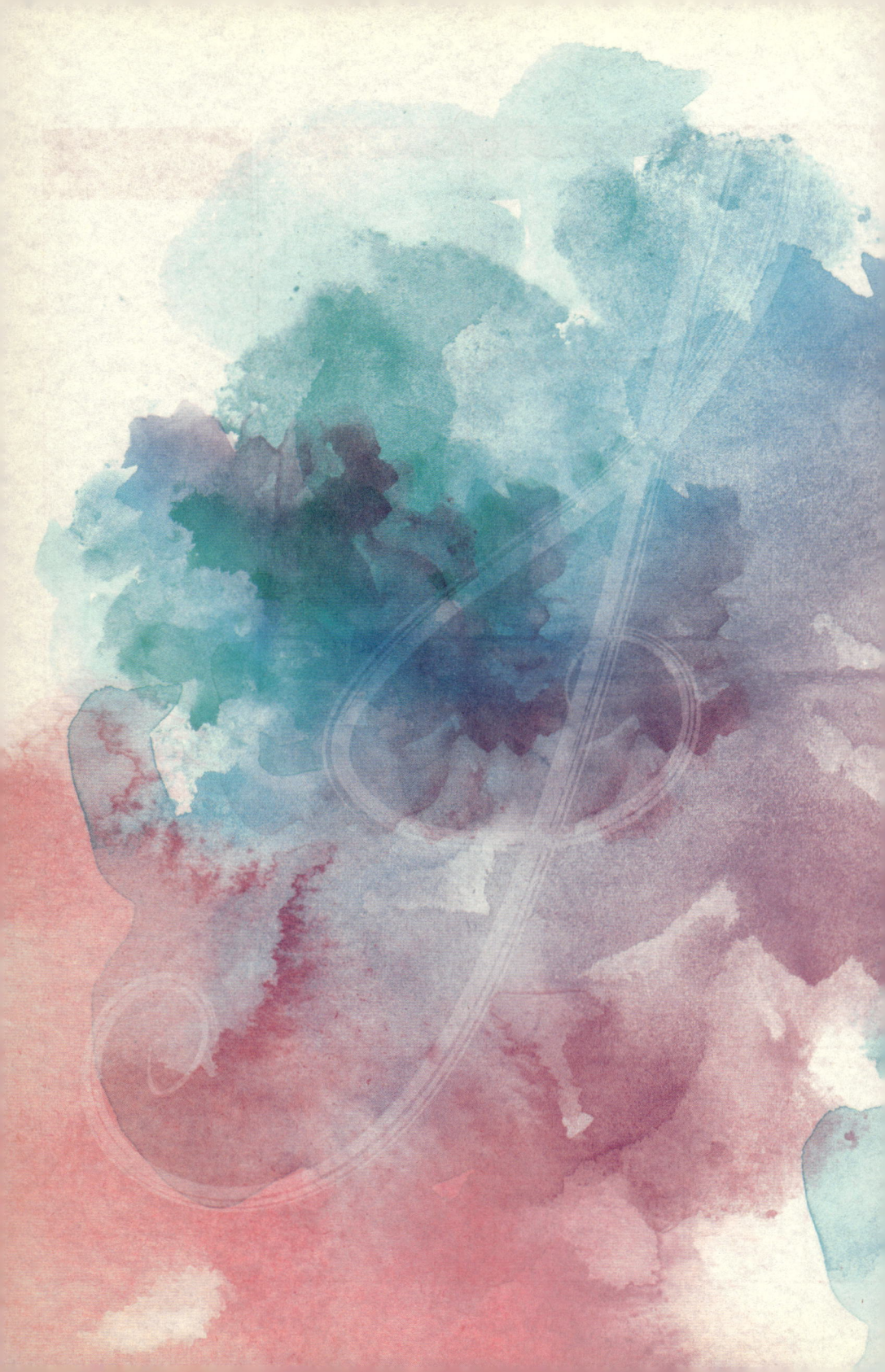

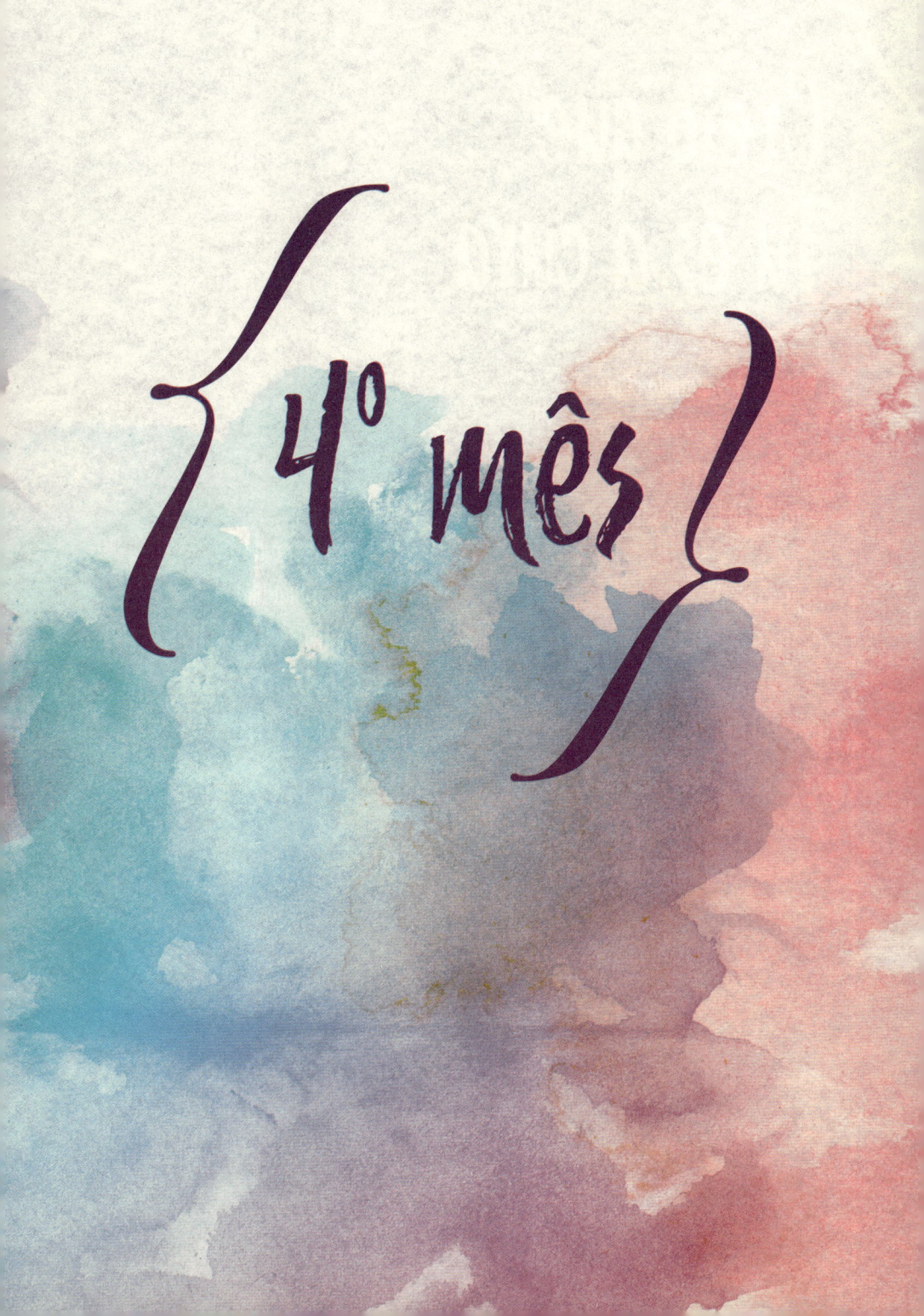

{ 4º mês }

Creio que Tu és a cura

"Me escutas quando clamo
E acalma o meu pensar
Me levas pelo fogo
Curando todo meu ser

Confio em Ti
Confio em Ti

Creio que Tu és a cura
Creio que és tudo para mim
Creio que Tu és a vida
Creio que não há outro igual a Ti

Jesus, eu preciso de Ti
Não há outro igual a Ti
Nada é impossível para Ti
Nada é impossível
Nada é impossível para Ti
Tens o meu mundo em Tuas mãos"

Jesus pode curar você!

1. Cura física

A vida é cheia de desafios. Nós, seres humanos, somos frágeis e propensos a ter problemas de saúde; quanto mais cargas emocionais negativas e falta de cuidados com o corpo físico, maiores são as possibilidades. Há casos em que mesmo com tantos cuidados com a saúde física, situações fora do controle, como doenças hereditárias ou repentinas, acometem crianças, adolescentes, jovens, adultos ou idosos. Esse é realmente um assunto delicado a tratar e a resposta que temos é que tudo coopera para o bem daqueles que amam a Deus, e Ele tem os Seus propósitos. Ele pode curar 100%, assim como pode fazer da luta de uma pessoa pela saúde um testemunho poderoso após levá-la para si à eternidade. A verdade é que, quando se trata de doenças, temos que confiar e viver um dia de cada vez. Enquanto há vida, há esperança. "Pois nada é impossível para Deus." (Lucas 1:37)

Por meio dessa canção eu recebi muitos testemunhos de cura física. Agradeço e exalto a Deus por isso. Posso compartilhar com você que observei, na maioria desses testemunhos, alguns comportamentos semelhantes entre as pessoas que foram curadas de suas enfermidades.

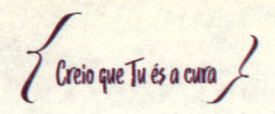

- **Ter fé em Deus:** essas pessoas, independentemente do quadro, tinham sempre uma palavra positiva diante da sua situação e muita fé em Jesus. "Ora, a fé é a certeza daquilo que esperamos e a prova das coisas que não vemos." (Hebreus 11:1)

- **Confiar em Deus:** aliada à fé, a confiança é uma das atitudes mais poderosas na vida de alguém que vive milagres, especialmente quando se trata da restauração da saúde. Confiar é entregar a Deus o problema e substituir uma série de escolhas erradas por escolhas certas. É lançar sobre Deus as ansiedades e preocupações com o futuro. É investir a sua energia mental em algo que não seja o seu problema, por exemplo, meditar na Bíblia, ler um bom livro, cantar, ligar para um amigo, assistir a um filme engraçado etc. "Mesmo quando eu andar por um vale de trevas e morte, não temerei perigo algum, pois Tu estás comigo; a Tua vara e o Teu cajado me protegem." (Salmos 23:4)

Esses testemunhos de cura física me mostraram que essas pessoas não desistiram de viver diante dos diagnósticos. Sabemos que a morte física chegará para todos, porém o ser humano, na sua grande maioria, não sabe lidar com esse assunto porque não foi feito para morrer, foi feito para ser eterno. Após a queda do homem é que recebemos a sentença da morte física, porém, pelo poder da cruz, sabemos que a morte física não é o fim, mas sim um novo começo na eternidade no Céu ou no Inferno.

Voltando para a mentalidade natural, na nossa cabeça a morte só vem quando chegamos na terceira idade, quando ficamos idosos, e esse é realmente o curso da vida nesta Terra. No entanto, se na jornada problemas de saúde física surgirem, creia que Ele é a cura e que pelas pisaduras de Cristo nesta Terra nós somos sarados e há um propósito muito maior para tudo o que vivemos.

O segredo é não deixar a alma (a mente e o emocional) adoecer junto com o corpo físico. É preciso crer que Deus é poderoso para fazer

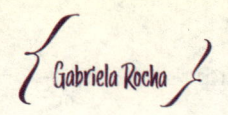
infinitamente mais além daquilo que pedimos ou pensamos (Efésios 3:20). A cura é uma das manifestações mais lindas do poder de Deus e nos leva de um nível natural para o sobrenatural, rompe a barreira do impossível.

Em três anos de ministério, Jesus fez muitos milagres. Ele curou até quem não se achava digno de ser tocado por Ele (Mateus 15:22-28). Ele também ficou surpreso com a atitude de um homem que só queria uma palavra Dele para que o seu servo fosse curado (Mateus 8:5-13). Não importa o tamanho do milagre, não importa quem você foi ou é, o que importa é se você acredita em Jesus ou não.

A cura física faz parte da total sabedoria e dos planos perfeitos de Deus. A cura nem sempre é imediata, existem coisas que são um processo, que vão depender da sua fé, paciência e total confiança em Deus.

Agora eu quero fazer uma pergunta a você: Como está a sua saúde espiritual e emocional?

2. Cura emocional

A depressão e o suicídio, infelizmente, são problemas que têm acometido membros de muitas famílias. As doenças da alma resultam na morte espiritual, e a pessoa desiste de viver. Por diversas vezes, muitos estão doentes e não sabem, passam anos dentro da Igreja totalmente enfermos emocionalmente. Traumas, perdas ou sentimentos de amargura vão se tornando feridas imensas. Pessoas que não perdoam alguém que as magoou, pessoas que vivem oprimidas por culpa, questões espirituais nunca resolvidas, lem-

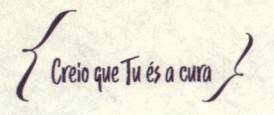

branças terríveis de abusos sexuais na infância, pessoas que sofrem com a rejeição dos pais ou de algum outro tutor, e isso tem sido uma barreira emocional em todos os seus relacionamentos.

Quando coisas ruins acontecem, a primeira coisa que vem à mente é: onde está Deus? Onde Ele estava quando isso aconteceu comigo? Deus ama mais aquela pessoa do que a mim?

Essas perguntas na mente de uma pessoa ferida emocionalmente mostram o quanto ela precisa de uma cura emocional. Comparações, baixa autoestima, reclamações e sentimento de rejeição, abandono e autonegação manifestam o quanto essa pessoa precisa de ajuda e tem dificuldade de se autoavaliar, de aprender com os erros e os acertos da vida. As barreiras emocionais da autocobrança excessiva ou de não aceitar o amor de Deus na sua vida e não assumir a sua identidade de filho amado, que tem valor e foi escolhido por Deus para um maravilhoso propósito, geram muitas doenças emocionais. É necessário tratar essas feridas da alma e não fingir que elas não existem.

Como lidar com o dia mau?

Lembra-se de quando Jesus estava lá na cruz? Ele sentiu o peso da morte e perguntou a Deus: "Por que me abandonaste?". Pois é, nesse momento as pressões emocional e física eram grandes. Como 100% homem e 100% Deus que Ele era, quando esteve na Terra, passou pela dor da crucificação como homem, mas foi sincero com Deus Pai sobre suas dores e seus temores. Deus Pai entregou a Ele a missão de suportar e sofrer pelos pecados da humanidade naquela cruz e pagar com a Sua própria vida o preço da redenção da humanidade. Tudo o que é pecado, do mais nojento e grave que você imagina ao mais "ameno", foi vencido por Jesus Cristo na Cruz do Calvário. Quando Jesus esteve nesta Terra, Ele foi totalmente santo, não pecou, e assim foi crucificado, morto e sepultado, mas ao terceiro dia RESSUSCITOU. Depois do dia ruim veio a vitória sobre a morte, sobre Satanás, sobre tudo e todos.

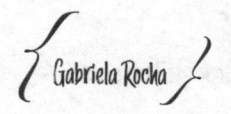

"Pois é necessário que aquilo que é corruptível se revista de incorruptibilidade, e aquilo que é mortal se revista de imortalidade. Quando, porém, o que é corruptível se revestir de incorruptibilidade, e o que é mortal, de imortalidade, então se cumprirá a palavra que está escrita: 'A morte foi destruída pela vitória. Onde está, ó morte, a sua vitória? Onde está, ó morte, o seu aguilhão?'. O aguilhão da morte é o pecado, e a força do pecado é a lei. Mas graças a Deus, que nos dá a vitória por meio de nosso Senhor Jesus Cristo." (1Coríntios 15:53-57)

Por que eu estou lembrando você dessa verdade poderosa? Porque é necessário crer que, assim como Cristo venceu na Cruz do Calvário, hoje é possível vencer todas as dores emocionais. Ele está conosco! O importante é amadurecer na fé e ter a consciência de que Jesus não nos contou uma história perfeita de contos de fadas, mas nos disse como seria nossa realidade aqui na Terra. Ele disse que teremos aflições, que teremos dias difíceis, que vamos passar pelo fogo, mas pelo poder da cruz de Cristo está a nossa arma sobre tudo isso, sobre todo esse mal que assola o mundo, por isso devemos ter bom ânimo, porque Jesus venceu o mal e nós também somos vencedores (João 16:33).

Temos que estar disponíveis para os tratamentos do nosso Pai para nos curar emocionalmente, não importa o tempo que leve, se vai ser agora ou daqui a anos; o bom é saber que o processo da cura nos amadurece, nos leva a um nível mais profundo de intimidade com Cristo. Temos que ser humildes para reconhecer que precisamos dessa cura emocional e buscar ajuda.

Uma vez, quando eu tinha uns 8 anos, ouvi algo que marcou a minha vida para sempre. Eu estava em uma igreja em São Paulo com meus pais, não me lembro quem estava pregando, mas o pastor disse bem assim: "Não importa se você está com a razão ou não, peça e libere perdão". Isso na hora me pareceu muito esquisito, porque como posso estar com a razão e ter que pedir perdão?

Hoje eu consigo entender esse ensinamento, pois perdoar gera em nós a cura emocional e a libertação espiritual. A própria ciência comprova que reter mágoas e não perdoar por anos cria problemas no nosso emocional, podendo até mesmo gerar as chamadas doenças psicossomáticas, e a cada dia que passa isso nos deixa mais enfermos. O maior prejudicado nessa história toda é quem não perdoa. É como se você estivesse com sede de vingança e tomasse veneno achando que quem vai morrer é quem o feriu. Perdoar nos liberta de sentimentos destrutivos, o que não significa que você precisa conviver com aquela pessoa nem que você vai esquecer o que aconteceu, mas, quando se lembrar, não vai mais doer e você vai conseguir orar pela pessoa que o feriu, desejando de coração que ela seja restaurada.

Em todas as minhas aflições eu encontrei cura emocional no meu relacionamento com Jesus Cristo. A segurança de tê-Lo comigo me tira o medo de ser atingida novamente, pois aprendi a confiar incondicionalmente Nele e a entender que Ele está comigo, não importa o que aconteça.

Eu tenho compaixão e oro pelas vidas porque sei que existem tantas pessoas doentes, famintas de amor, desesperadas por atenção, querendo ser aceitas de qualquer maneira e tudo de que elas precisam é Jesus, é a cura emocional que somente Jesus pode dar. Quantos artistas internacionais famosos nós conhecemos que tinham "tudo" e acabaram com a sua vida nas drogas? Quantos procuram em vícios como bebidas alcoólicas e bestialidades sexuais a felicidade, tentando preencher um vazio que as destrói por dentro com coisas e pessoas? E sabe o que essas pessoas descobrem com o passar do tempo? Que tudo o que o mundo oferece é passageiro, ilusório, mentiroso e não satisfaz a alma.

Muitas doenças da alma levam à doença física, muitas emoções não tratadas levam à depressão profunda, muitos casos de rejeição levam ao suicídio. Por isso, quero convidar você a fazer um autoexame: tire um tempo a sós com Cristo, feche os olhos e coloque suas emoções aos pés de Jesus. Ele não tem julgamento, Ele tem cura para você. Então, derrame as suas aflições sobre Ele. Eu tenho certeza de que Ele vai curá-lo emocionalmente.

Jesus veio para os doentes, ele veio para transformar morte em vida. Então digo a você: Ele é especialista em restaurar corações quebrados, não importa o tamanho da sua dor, nada é impossível para aqueles que CREEM em Jesus. Creia de todo seu coração que Ele pode transformar tudo e colocar cada área da sua vida no lugar certo.

Como está a nossa saúde espiritual?

Como o nosso corpo, que precisa de alimentos certos para crescer saudável, assim é o nosso espírito

3. Cura espiritual

Precisamos nos alimentar das coisas do Céu, do alimento que Deus nos dá. A maioria das pessoas sabe quais alimentos fazem mal para o corpo, mas, mesmo assim, come sem moderação. Um exemplo é a famosa batata frita, ela é uma delícia, mas péssima para a nossa saúde física. Em paralelo a esse exemplo, sabemos que muitos pensamentos, atitudes e conceitos espirituais também nos afastam de Deus e, mesmo assim, muitas vezes, praticamos e nos alimentamos deles.

Atualmente, vivemos em uma geração muito conectada com as redes sociais. Administrar o tempo para realizar tarefas produtivas é algo em que muitos têm dificuldade. Quem nunca perdeu a noção da hora mexendo no celular, vendo a vida de outras pessoas nas redes sociais? Nesse universo on-line há de tudo, e, de alguma maneira, bem ou mal, é disso que sua mente está se alimentando. Não sou contra redes sociais. Eu tenho, mas elas não podem se tornar um vício.

Criar novos hábitos e romper com práticas que roubam o nosso tempo não é nada fácil, mas é possível. É preciso muito esforço e determinação. Quem já foi à academia talvez se identifique com o que vou dizer: muitas vezes eu não queria ir malhar, estava muito cansada, com sono, sem nenhuma vontade de correr numa esteira, mas, mesmo assim, eu vencia tudo isso

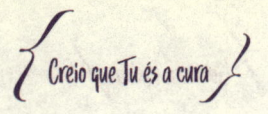

e ia. No começo é difícil, mas, quando você termina, dá uma sensação maravilhosa, você fica com outro ânimo, seu corpo reage muito ao estímulo.

A nossa vida espiritual é assim: não é todo dia que você vai estar superempolgado para orar, meditar na Bíblia, adorar Deus com intensidade, pois passamos por dias difíceis. É justamente nesses dias que o Pai Eterno sempre nos surpreende. Então, no começo pode até parecer cansativa e robótica a nossa oração, mas à medida que vamos abrindo o nosso coração e persistindo em orar, adorar, declarar a Palavra e expor para Deus os nossos sentimentos e pensamentos, com toda a certeza saímos desse lugar abençoados e leves. Mesmo que não recebamos a resposta naquela hora ou que não venhamos a sentir nada físico, só chorar ou falar com Deus e se derramar na presença Dele, esse gesto nos dá uma paz e calma no coração e na mente. É preciso persistir. Não tenha dúvida de que a oração diária fornece o alimento ideal de que o seu espírito precisa para estar ativo e firme na presença do nosso Aba Pai. Quando aparecer qualquer luta, você estará forte no Senhor e com suas convicções fincadas na rocha que é Cristo para passar por ela e superá-la.

Neste mês quero lhe encorajar a tratar suas emoções: chega de guardar tanta coisa para si mesmo; no seu momento com Deus, peça para Ele mostrar o que precisa ser sarado, para quem você precisa liberar perdão, em quais áreas você precisa de tratamento. Esse é um tempo de libertação e cura, Jesus é o médico dos médicos. Confie no poder Dele e tenha a sua vida transformada pelo Espírito Santo. Escreva quais foram as suas experiências sobre curas emocional e física no Senhor e alimente o seu espírito, a sua alma e o seu corpo do que faz bem para você, cuide da sua saúde de forma plena. Chega de se alimentar de besteiras que só o levarão à morte espiritual e emocional. Ame-se, cuide de você! Nenhum enfermo espiritual ou emocional poderá ajudar outro enfermo, é preciso você se cuidar para fluir no propósito de Deus para a sua vida.

"Ele enxugará dos seus olhos toda lágrima. Não haverá mais morte, nem tristeza, nem choro, nem dor, pois a antiga ordem já passou." (Apocalipse 21:4)

{ Calendário }

Atividades para viver com Jesus todos os dias

Aqui vão algumas dicas especiais:

• Ore na Palavra de Deus pela sua cura física, emocional ou espiritual. Isso mesmo! Escolha versículos bíblicos e faça uma oração com eles, declarando a Bíblia todos os dias sobre a sua vida.

• Digite versículos-chave que falam do amor de Deus sobre a sua vida, imprima, recorte e cole esses versículos no seu espelho, na porta do seu guarda-roupa e em locais visíveis da casa.

• Faça uma lista com o nome das pessoas de quem você guarda mágoa. Tire uma semana orando e jejuando por elas. Após esse tempo de consagração vá até elas e peça perdão, mesmo que você não seja o culpado pelo problema que houve no relacionamento de vocês. Não espere nada em troca (nem palavras de carinho ou um pedido de perdão). Independentemente da reação dessa pessoa, faça a sua parte e creia que essa atitude é uma libertação no mundo espiritual e nas suas emoções. Se o contato com essa pessoa é difícil pessoalmente, escreva uma carta, envie um e-mail ou mensagem via WhatsApp. Se essa pessoa que o magoou já morreu, escreva uma carta para Deus e depois ore de acordo com a carta, confessando em voz alta que você libera perdão para essa pessoa. Então, você pode marcar um aconselhamento pastoral para entregar a carta a seu pastor ou líder contando sobre essa experiência e pedindo que ele ore pela sua vida. Deus conhece a sua motivação e o seu coração. O importante é você perdoar!

• Organize o seu tempo para ser produtivo na sua vida espiritual. Coloque o despertador do celular para se lembrar do seu horário de buscar a Deus. Discipline seu tempo para diminuir os acessos a internet, redes sociais e tudo que é supérfluo.

• Louve a Deus. Escolha o louvor do dia ou da semana que expressem exatamente como você se sente.

Escreva no espaço a seguir as suas experiências com Ele nesses dias.

Segunda-Feira	Terça-Feira	Quarta-Feira	Quinta-Feira
Dia	Dia	Dia	Dia
Dia	Dia	Dia	Dia
Dia	Dia	Dia	Dia
Dia	Dia	Dia	Dia
Dia	Dia	Dia	Dia

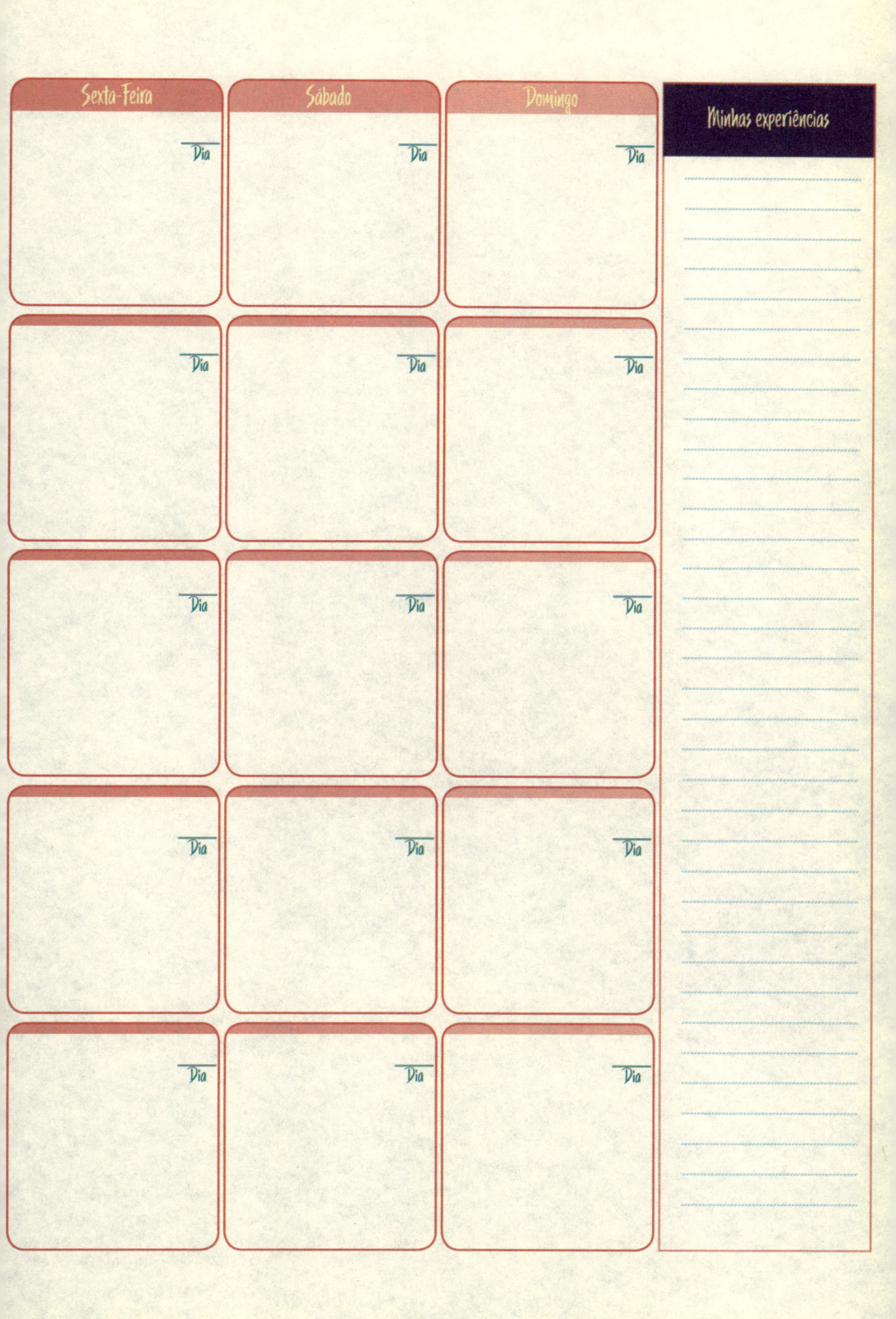

Sexta-Feira	Sábado	Domingo	Minhas experiências
Dia	Dia	Dia	
Dia	Dia	Dia	
Dia	Dia	Dia	
Dia	Dia	Dia	
Dia	Dia	Dia	

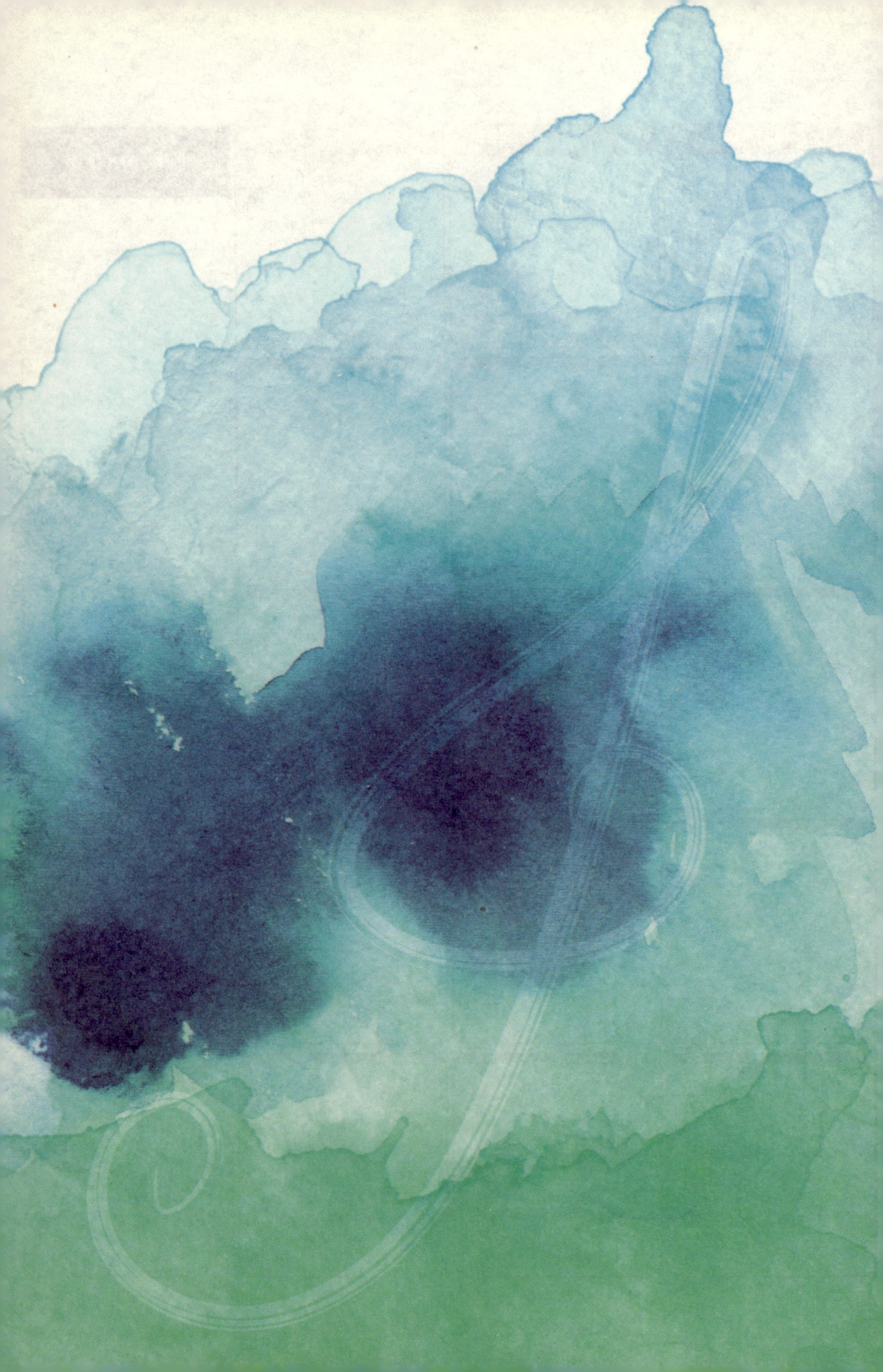

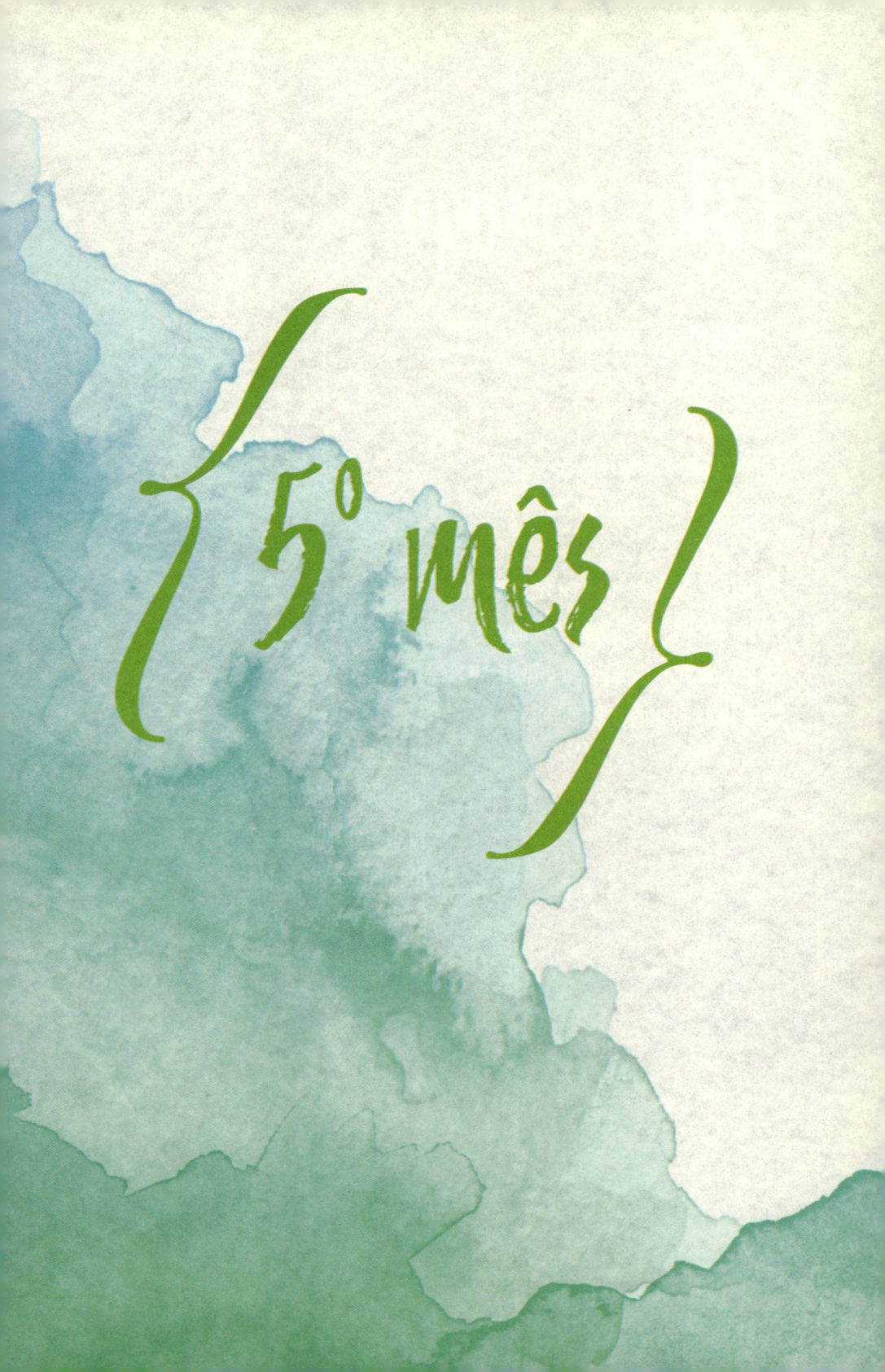

{ 5º mês }

Estás comigo

"Fiel, constante, tão cheio de amor
Tão poderoso, meu Senhor,
Me abraça, me sondas
Conheces meu andar
E gostas de me ouvir cantar

Eu sei que estás comigo, eu sei que estás comigo
Eu sei que não me deixas sozinha em minhas lutas
Eu sei que vens agora para gravar em meu coração
Que Tu és, és minha salvação

Gracioso, bondoso, misericordioso,
Tu és maravilhoso
Me abraça, me sondas
Conheces meu andar
E gostas de me ouvir cantar"

Quem nunca se sentiu sozinho mesmo estando

cercado de gente?

Já assisti a alguns documentários de renomadas cantoras internacionais e a maioria passa pelo mesmo problema: a solidão. Essas artistas têm fama, dinheiro, sucesso, reconhecimento, mas um vazio imenso na alma. Então, para aliviar a dor da solidão, muitas recorrem ao álcool, às drogas, à prostituição etc.

Sentir-se só é algo horrível, e pior ainda é sentir-se só quando se tem alguém por perto. A falta de amor leva o ser humano a ser escravo de qualquer coisa ou prática que lhe traga algum tipo de prazer momentâneo, algo que o faça esquecer seus dilemas existenciais ou se lembrar de alguma coisa que lhe dê alívio. Até chegar a um ponto em que nada mais faz sentido para essas pessoas agoniadas e solitárias e, então, vem a notícia dos casos de suicídio. Algo que observei é que nem todas as pessoas que cometem suicídio são solitárias; a maioria tinha família, amigos, dinheiro, posição social, mas algo lhes faltava. Nada nem ninguém conseguiam trazer paz para a alma delas. Qual é a resposta para tudo isso? Pode parecer clichê para alguns, mas não é: a resposta se chama JESUS. Quando uma pessoa tem esse encontro com Jesus, de

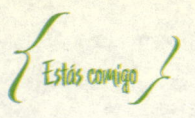

verdade, ela recebe o amor de um Pai Eterno jamais recebido antes, ela recebe uma alegria que a fará sorrir até nos dias difíceis e recebe também a paz que excede todo entendimento, é uma paz aparentemente maluca, sim, porque o dinheiro pode faltar, as lutas podem vir, você pode até chorar, mas nada rouba a sua paz, pois Jesus vive em você. Então, esse amor não deixa você desistir, você começa a viver por Ele.

> "Por essa razão, ajoelho-me diante do Pai, do qual recebe o nome toda a família nos Céus e na Terra. Oro para que, com as suas gloriosas riquezas, Ele os fortaleça no íntimo do seu ser com poder, por meio do Seu Espírito, para que Cristo habite em seus corações mediante a fé; e oro para que vocês, arraigados e alicerçados em amor possam, juntamente com todos os santos, compreender a largura, o comprimento, a altura e a profundidade, e conhecer o amor de Cristo que excede todo conhecimento, para que vocês sejam cheios de toda a plenitude de Deus." (Efésios 3:14-19)

Após essa introdução, quero entrar em um tema muito, muito importante para entendermos de uma vez por todas que Jesus está conosco. Vamos meditar um pouco sobre a paternidade de Deus.

Como eu posso ser considerado filho de Deus?

Primeiro você precisa entender que existe uma condição essencial para ser filho de Deus: é preciso nascer de novo e ser regenerado, ser salvo por Jesus (Romanos 8:15).

Jesus não veio somente para nos libertar do pecado e nos regenerar para vivermos a salvação em Cristo. Jesus também veio a este mundo para nos inserir na família de Deus, para sermos filhos de Deus, e receber

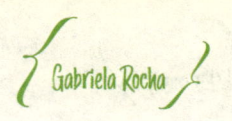

essa filiação de Deus é um privilégio enorme. Há um poder, um acesso e oportunidades incríveis que vivemos quando temos a nossa identidade de filho de Deus.

Parece um papo meio louco, mas na verdade essa identidade poderosa que recebemos de Deus só pode ser entendida e vivida quando temos o Espírito Santo nos governando e instruindo na jornada da vida. Quando não temos fé para entender a salvação em Cristo (esse assunto da salvação de que já falamos no capítulo 1, "Pra onde iremos?"), fica difícil mergulhar fundo e experimentar.

Para ser considerado filho, é preciso considerar e honrar a Deus Pai. Pois você não recebeu um espírito que o escravize para novamente temer, mas sim o Espírito que o adota como filho, por meio do qual clamamos: "Aba, Pai".

> "O próprio Espírito testemunha ao nosso espírito que somos filhos de Deus. Se somos filhos, então somos herdeiros; herdeiros de Deus e co-herdeiros com Cristo, se de fato participamos dos seus sofrimentos, para que também participemos da Sua glória. Considero que os nossos sofrimentos atuais não podem ser comparados com a glória que em nós será revelada." (Romanos 8:16-18)

Em que a paternidade de Deus faz a diferença na minha vida?

Definitivamente precisamos entender o que acontece conosco quando recebemos a paternidade de Deus: passamos de criaturas de Deus para a condição de sermos recebidos como filhos do Pai Eterno. Como filhos de Deus, recebemos promessas e preciosas oportunidades de sermos saciados pela presença poderosa desse Pai perfeito, poderoso, amoroso, único e real. Como filhos de Deus nos tornamos herdeiros.

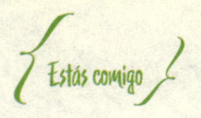

Assim como recebemos a carga genética dos nossos pais biológicos, quando renascemos pelo Espírito e passamos a viver com Jesus todo dia, também recebemos a natureza de filho de Deus, pois aprendemos na Sua Palavra os traços do Seu caráter e dos Seus pensamentos. Passamos a caminhar criando raízes na presença de um Pai Eterno que vem de uma semente incorruptível, e por isso nosso caráter e nossa personalidade podem viver em constante processo de transformação e mudanças para melhor (1Pedro 1:23). Por causa dessa regeneração em Jesus e dessa semente incorruptível, recebemos esse código genético espiritual do nosso Deus em nós.

Há de fato uma novidade de vida para aquele que acredita e recebe essa companhia poderosa do Pai Eterno. As amarras da solidão e do pecado são desfeitas, pois Jesus se manifestou para desfazer as obras do Diabo (1João 3:4-6).

Como filho de Deus, você precisa entender que existem somente duas influências espirituais: ou estamos debaixo da influência de Deus, ou estamos debaixo da influência do Diabo. Jesus veio destruir a natureza pecaminosa em nós (2Pedro 1:4).

Precisamos cultivar a natureza que vem de Deus. Isso tem a ver com o nosso crescimento espiritual. Deus quer que sejamos parecidos com Ele, não só como referência, mas como algo mais profundo – a natureza. Por exemplo, em Mateus 5:43-48, é dito que a razão pela qual nós devemos amar os nossos inimigos é para que nos tornemos em atitude filhos do Pai Eterno, é para aprendermos a manifestar a natureza de Deus e o caráter de Deus. O nosso grande alvo na Terra é nos tornarmos exatamente como Jesus. E Jesus reproduz tudo o que vê no Pai. É possível a identidade de filhos de Deus causar essa transformação de dentro para fora com a ajuda do doce Espírito Santo.

O Pai Eterno faz com que o Sol brilhe para todos, para os bons e os maus (Mateus 5:45), e realmente há coisas que Deus faz para o bem-estar de todos. Porém há outra diferença gigantesca que a paternidade de Deus provoca na nossa vida, e é a seguinte: há coisas que estão disponíveis somente para os filhos de Deus. Na história de Mateus 15:21-28, Jesus tratou duramente uma mulher estrangeira, mas, ao final, admirou a fé dessa mulher porque, mesmo Ele a testando a respeito das suas raízes e crenças pagãs, ela

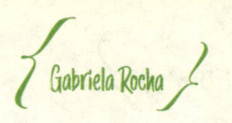

em nenhum momento usurpou o direito dos filhos de Deus. Pelo contrário, foi muito humilde para reconhecer que, assim como os cachorrinhos comem as migalhas, ela também poderia receber das migalhas de Jesus o Seu milagre, e isso já seria o suficiente, tamanhos o poder e a grandeza Dele. E assim foi feito: a fé dessa mulher estrangeira trouxe à existência o Seu milagre.

Dentro desse contexto eu quero que você entenda que há certas coisas que Deus só faz por um filho. O filho de Deus pode sentar à mesa e comer do banquete, pode ter o colo do Pai. Há herança somente para o filho, pois somos co-herdeiros com Cristo; e o que isso quer dizer? Quer dizer que somos herdeiros juntos com Jesus (Romanos 8:16-17). Que máximo!

O grande problema é que muitas pessoas cristãs estão depressivas, solitárias e sem esperança porque vivem como o irmão do filho pródigo que morava na fazenda com o pai e não usufruía do seu direito e poder de filho legítimo, e quando o irmão rebelde voltou para casa e o pai celebrou, esse filho sem noção e com baixa autoestima ainda ficou com ciúme. Entenda que como filhos de Deus nós somos amados por um amor infinito e perfeito e tudo é para nós (1Coríntios 3:23). O desejo de Deus é nos abençoar, mas, para desfrutar dessa herança que está à nossa disposição, é preciso crescimento espiritual, é preciso amadurecer (Gálatas 4:1-2).

O Pai sabe tudo a nosso respeito e Ele lida com cada um de nós de maneira individual e não por atacado. Vamos deixar a barganha e o interesse de lado e vamos mergulhar nesse amor. Assuma a sua identidade de filho de Deus.

E quando o dia mau chegar, como devo agir?

Jesus para mim é luz. Não sei se já aconteceu, mas provavelmente você já passou pela experiência de ver faltar a energia na sua casa ou em algum lugar em que estava. Onde eu moro quando chove a energia cai, e é sempre

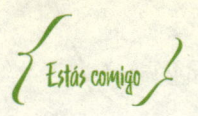

numa hora ótima (risos): a hora de secar o cabelo ou aquela parte legal de um filme. Enfim, é muito ruim quando falta energia elétrica. Em uma dessas vezes, quando ficou tudo muito, muito escuro, veio uma reflexão ao meu coração: Jesus é a minha luz no meio de todo este mundo cruel. Ele me deu esperança quando tudo era escuridão, me levou para a Sua maravilhosa luz e o medo que existia em mim se foi, pois a Sua luz inundou o meu ser.

Já tentou andar no escuro? É uma sensação péssima, provavelmente você esbarrou em alguma coisa, pois a luz nos dá a direção, o caminho certo. A respeito dos momentos de luta, de escuridão, eu costumo usar sempre o exemplo de quando Jesus esteve no barco com os discípulos. Estava tudo muito tranquilo até chegar a tempestade. É nesses momentos difíceis que devemos estar atentos. Os dias de calmaria são para nos fortalecer, para enfrentarmos os dias turbulentos.

Quando a tempestade começou a encher o barco de água e os discípulos viram o perigo de o barco naufragar, eles se desesperaram. Foram até Jesus assustados e avisaram que estavam morrendo. A situação era de pavor, parecia que os discípulos não conseguiam ver solução e não sabiam do poder do Salvador que estava com eles no barco. Eles não conseguiam enxergar quem era Jesus. O medo veio e os ventos fortes começaram a assustá-los ainda mais, de forma que afundar era a coisa mais óbvia que poderia acontecer naquele episódio (Lucas 8:22-25).

Eles tentaram lutar com os seus braços para sair daquela situação. E nós? Quantas vezes fazemos isso? Tentamos ir com a força do nosso braço e lutar com as nossas próprias armas porque o medo nos leva ao desespero, e acabamos tomando decisões precipitadas, fazendo tudo do nosso jeito e e conforme nossa vontade. Então, finalmente, os discípulos chamaram por Jesus, que estava numa boa dormindo, e Ele na Sua soberania e tranquilidade repreendeu o vento e a fúria da água, então a tempestade cessou e fez-se bonança. E na Sua sabedoria, Jesus perguntou: "Onde está a fé de vocês?".

É sempre assim: a nossa tempestade nunca será maior que a calmaria do Aba. Com essa história eu aprendo que a primeira coisa que devemos fazer quando chegar o dia ruim é não se desesperar. Abra seus olhos, pois Jesus está no barco.

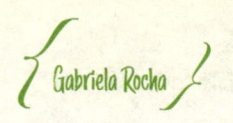

"Mesmo quando eu andar por um vale de trevas e morte, não temerei perigo algum, pois TU ESTÁS COMIGO." (Salmos 23:4) Quando leio esse versículo, um dos mais conhecidos da Bíblia, me vêm a mente o rugido e a força do Leão da tribo de Judá (Apocalipse 5:5). Ele é muito forte e é o Todo-Poderoso!

Deus às vezes nos leva a lugares que não entendemos, Ele nos leva a campos de batalhas tão assustadores. Lembra-se de Davi e Golias? Para Davi, não importava a lógica humana, que dizia: "Você é pequeno demais, apenas um rapaz sem experiência para matar um gigante que é grande guerreiro", mas por outro lado Davi tinha uma espécie de convicção e voz dentro dele. Era do próprio Pai Eterno, que o encorajava: "Eu estou com você, vá em meu nome e eu estarei com você". E o final dessa história nós já conhecemos (1Samuel 17:31-51).

A nossa segurança não pode estar em nós mesmos, nas nossas condições ou no nosso conhecimento. A nossa segurança é CRISTO, Ele nos dá total segurança de que precisamos porque Ele é quem luta as nossas batalhas – e deixa eu lembrar você: Ele NUNCA PERDEU. Abraão não largou tudo para ir a uma terra distante que ele nem sabia onde era porque confiava em si mesmo; ele foi e obedeceu à direção do Pai Eterno porque sabia que Deus estaria com ele o tempo todo (Gênesis 12:1).

O Aba Pai estar conosco todo o tempo não significa a ausência de problemas, pelo contrário, significa que podemos passar por dificuldades com a força, a paz e a plenitude que somente Ele pode nos dar.

Assim como você, já me senti sozinha, mesmo tendo uma família maravilhosa. Quando me sinto assim, eu corro para os braços do Aba Pai; a minha experiência com Ele é como respirar fundo e concentrar todas as emoções Nele. Dessa forma, começo a colocar cada detalhe da minha vida aos pés Dele e sob o Seu governo; a partir daí, a paz que excede todo o entendimento inunda o meu ser e passo a desfrutar da companhia desse Deus lindo.

Será que temos aproveitado a companhia do Aba Pai? Lembra-se lá do Éden? Deus vinha a cada fim de dia para conversar com Adão. Será que Adão tinha algum problema? Será que ele precisava de um milagre? Não, a verdade é que Adão desfrutava da companhia do seu Amigo todos os dias.

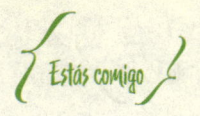

Não sabemos exatamente o que eles conversavam, talvez sobre o que Adão descobriu naquele dia a respeito do jardim, de alguma obra da criação, eu não sei, mas já parou para pensar que incríveis foram essas conversas?

Pois é, e hoje Cristo nos libertou da prisão do pecado por meio do sacrifício na Cruz do Calvário e da Ressurreição para nos convidar a estar com Ele todos os dias. Mas, muitas vezes, infelizmente, voltamos para as cadeiras emocionais ou espirituais da nossa alma, voltamos para a escuridão das nossas incredulidades, nossos medos e nossas reclamações, e não aproveitamos da liberdade que Ele conquistou para nós.

Que liberdade? O acesso! O acesso mais poderoso, transformador e privilegiado do mundo, que é a companhia de Jesus.

Estar com Jesus todo dia e reconhecer a presença Dele nas coisas grandes e pequenas do nosso dia a dia trará uma realidade do Céu para a nossa vida, ou seja, um estilo de vida em que viveremos a boa, agradável e perfeita vontade de Deus. Independentemente de você ser casado ou solteiro, saiba que o único que pode saciar a nossa fome mais profunda de amor é Jesus, pois, por mais que possamos amar os nossos pais, marido, filhos etc., somente o amor de Jesus nos preenche completamente. Temos um vazio interior que somente Ele pode preencher. Jesus está conosco. Aproveite essa incrível oportunidade e descanse Nele. Ele pode, Ele faz e Ele nos ama!

{Calendário}

Atividades para viver com Jesus todos os dias

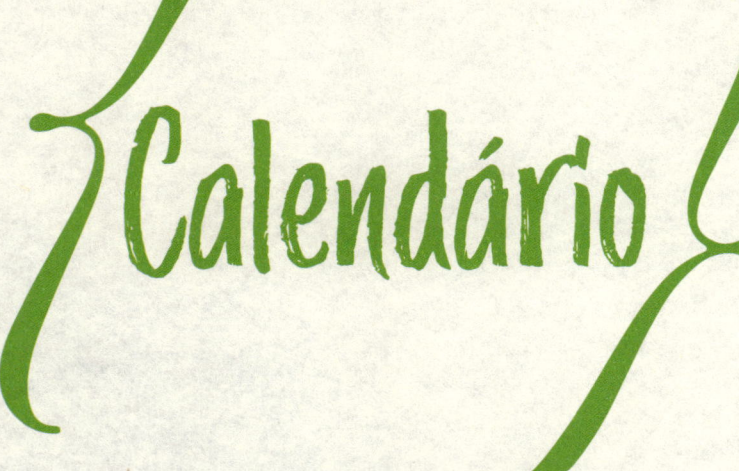

Aqui vão algumas dicas especiais:

• Quero convidá-lo a reconhecer a companhia de Jesus no seu dia a dia, a ver o cuidado e a presença Dele se manifestarem na sua vida. Se preferir, faça anotações sobre isso.

• Como filho de Deus, escreva no mínimo 5 frases declarando o seu amor pelo seu Pai Eterno. Você também pode expressar em palavras essas declarações ao Pai Eterno durante o decorrer do seu dia.

• Procure na Bíblia no mínimo 5 versículos que expressam o caráter de Deus.

• Se estiver se sentindo sozinho, triste ou angustiado, encorajo você a ser sincero em orar e contar para Deus o real motivo e a causa dessa dor. Depois, procure ajuda de um líder da sua igreja e não desista de congregar para ouvir e aprender mais da Palavra de Deus.

• Eu o desafio a falar para as pessoas que não conhecem Jesus como Ele o completa e você não se sente solitário, para que essas pessoas possam ver o amor de Deus por meio da sua vida.

Escreva no espaço a seguir as suas experiências com Ele nesses dias.

{ Minhas reflexões do 5º mês }

Segunda-Feira	Terça-Feira	Quarta-Feira	Quinta-Feira
Dia	Dia	Dia	Dia
Dia	Dia	Dia	Dia
Dia	Dia	Dia	Dia
Dia	Dia	Dia	Dia
Dia	Dia	Dia	Dia

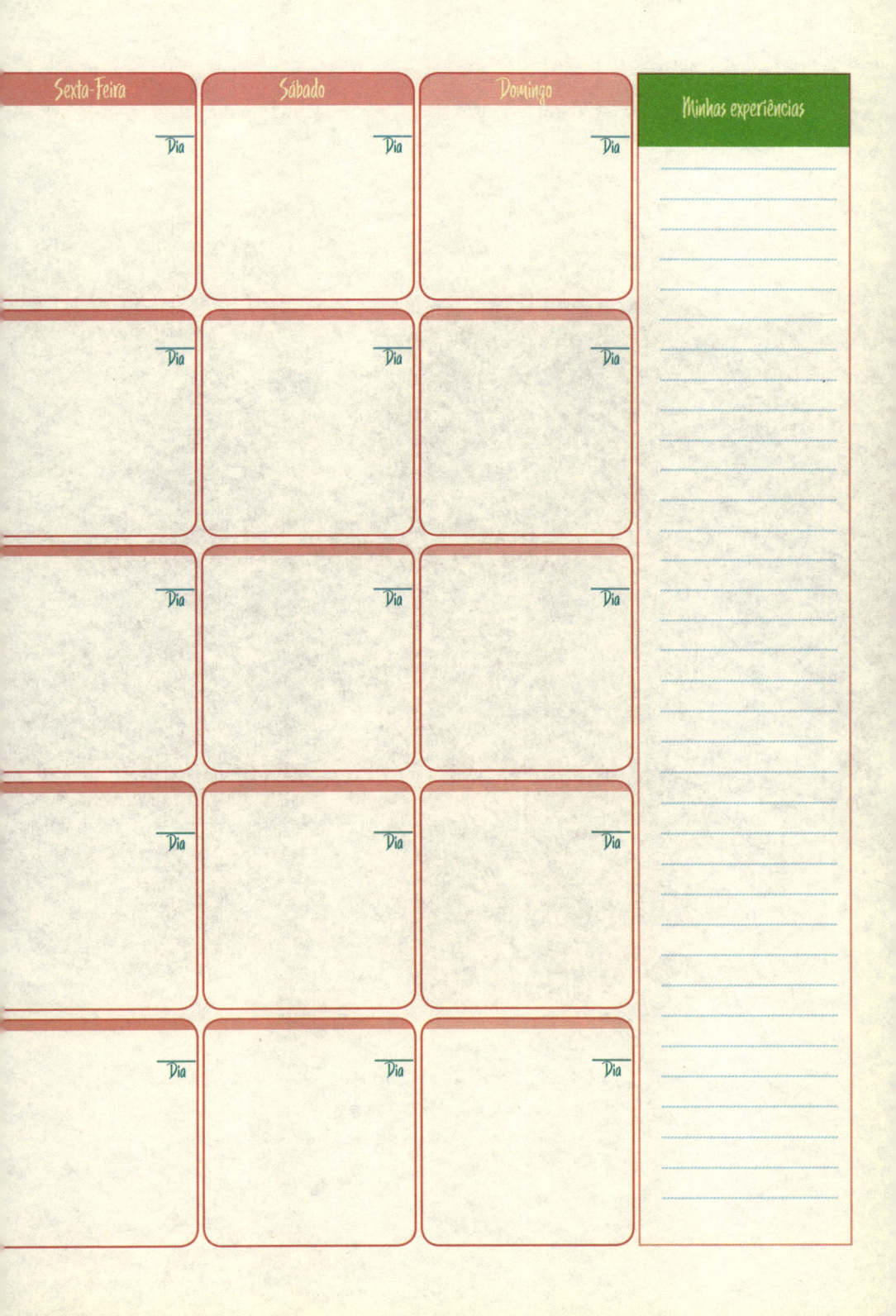

Sexta-Feira	Sábado	Domingo	Minhas experiências
Dia	Dia	Dia	
Dia	Dia	Dia	
Dia	Dia	Dia	
Dia	Dia	Dia	
Dia	Dia	Dia	

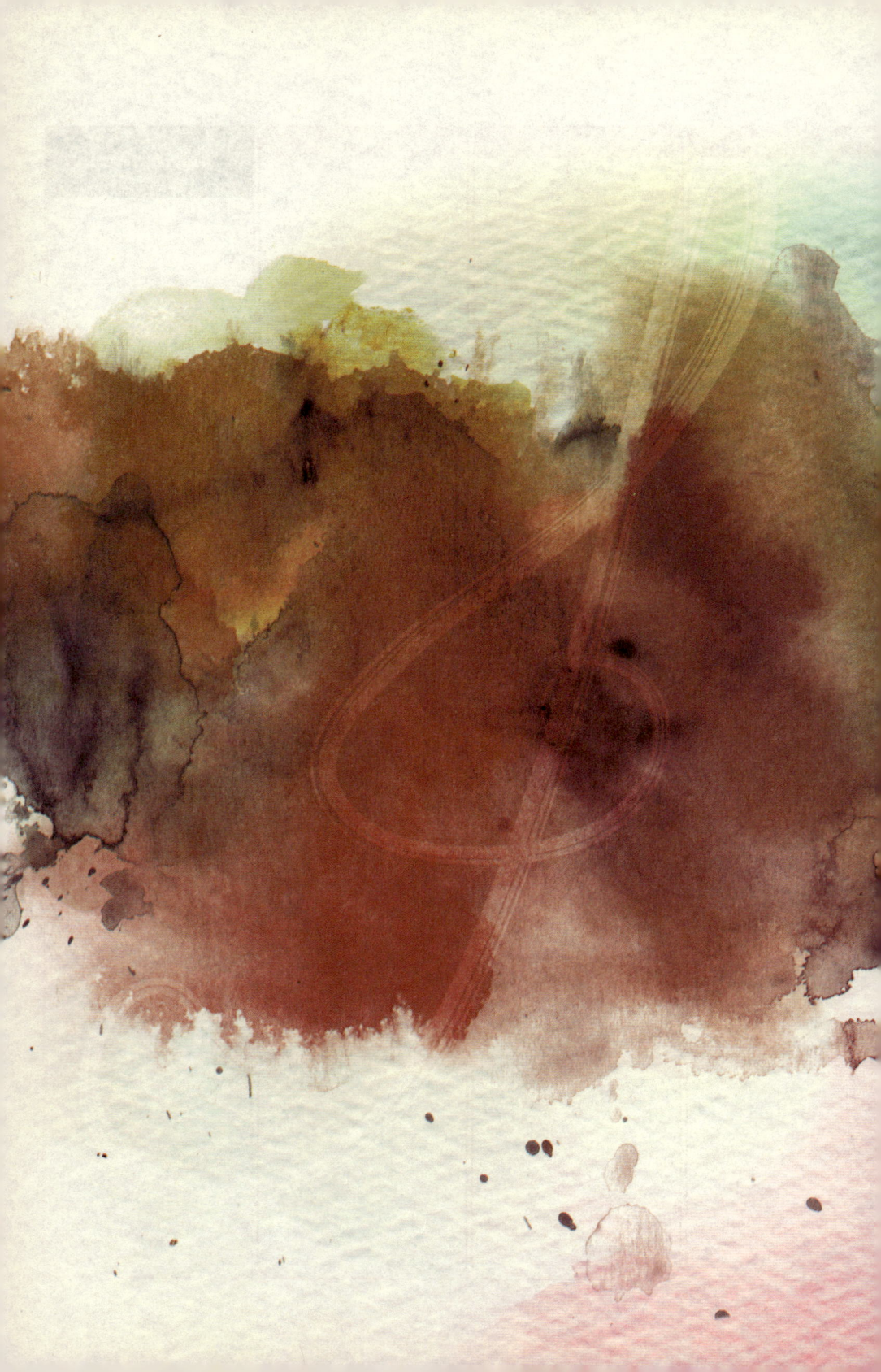

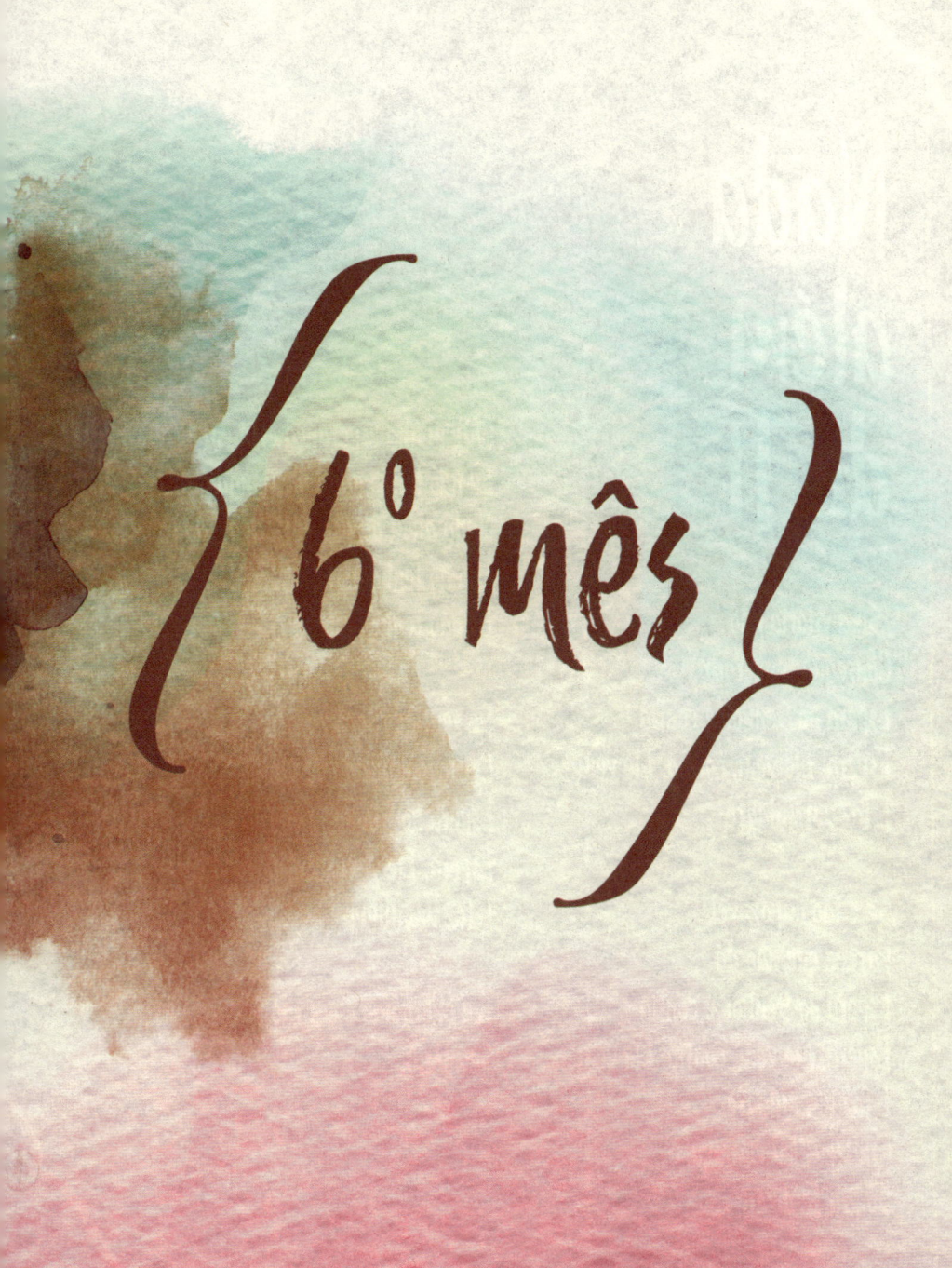

{ 6° mês }

Nada além de Ti

"Se a vitória não
Consegues enxergar
Espera no Senhor e confia
Espera, Ele vem, confia, Ele vem
E faz um milagre

Se é tão impossível
Parece que não dá
Espera no Senhor e confia
Espera, Ele vem, confia, Ele vem
E faz um milagre
Oh Deus, eu vim aqui
Só pra Te dizer

Que minha esperança está em Ti
Eu não tenho nada além, nada além de Ti
Nada além da promessa, da Sua promessa
Eu não tenho nada, nada...
Eu não tenho nada

Se sentindo sozinho
Coração cansado de clamar
Espera no Senhor e confia
Espera, Ele vem, confia, Ele vem
E faz um milagre

Teu choro não é em vão
Seu Deus..."

Você está na
fase da espera?

Lembro-me exatamente do dia em que ouvi essa música pela primeira vez. Eu tinha 17 anos. O querido amigo Thalles Roberto, a quem sou eternamente grata pelas oportunidades que ele me concedeu, pela amizade e pela sua família que sempre me encorajou ministerialmente, entrou em contato comigo fazendo o convite para que eu gravasse essa canção ao vivo com ele. Ele disse: "Abra o e-mail, que a música está lá". Eu, toda feliz, abri o e-mail com a música "Nada além de Ti". Se você nunca ouviu, convido a ouvir agora. É linda.

Ao ouvir essa canção, que é uma verdadeira oração a Deus e consolo para quem está na fase de espera, eu chorei muito. As minhas forças foram renovadas. Como uma música conseguiu descrever tanto um momento específico da minha vida? Na maioria das vezes, a incerteza de não saber como, quando e onde nossos sonhos irão se realizar pode nos paralisar e gerar em nós medo ou incredulidade.

A espera é algo que o destrói ou o deixa mais forte, e a escolha é sua. O ponto de chegada é extraordinário, mas a caminhada que nos leva até lá é ainda mais poderosa. É a caminhada que nos fortalece, e superar os desafios que enfrentamos enquanto estamos nela nos torna vitoriosos. São muitos os aprendizados.

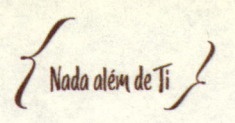

A Bíblia diz: "Não andem ansiosos por coisa alguma, mas em tudo, pela oração e súplicas, e com ação de graças, apresentem seus pedidos a Deus" (Filipenses 4:6).

Parece difícil viver essa Palavra no dia a dia, não é mesmo? Afinal, a ansiedade atinge a nossa geração de uma forma absurda, pois, nessa era digital, com um clique tudo pode acontecer. Imagine você esperar anos para que um sonho se torne realidade? Será que é possível?

Quero compartilhar algo a mais com você sobre o tempo de espera. Algumas questões precisam estar muito bem resolvidas dentro de nós a respeito da direção que precisamos seguir na vida para viver o cumprimento do propósito de Deus para nós: precisamos aprender a depender de Deus, e a ser sensíveis à voz do Espírito Santo para discernir as situações que estamos passando e fazer as escolhas certas, aquelas que são da vontade de Deus para nós. O grande problema de muitas pessoas é que elas não são fiéis no pouco e querem receber o muito, e ainda exigem de Deus o muito sem valorizar os começos.

Não é assim que funciona. A fase da espera requer de nós posicionamentos e atitudes firmes de fidelidade a Deus. As coisas, geralmente, não vão acontecer do jeito que você acha que deveriam. Entretanto, se há constância da sua parte na presença de Deus, elas vão acontecer do jeito de Deus do jeito que Ele quer, e isso é incrível porque Ele sempre nos surpreende. Querer racionalizar demais o plano de Deus e sempre saber o próximo passo torna o processo de espera mais difícil e doloroso.

Na minha própria experiência, aprendi que, para conter a ansiedade, é necessário que eu me submeta aos ensinamentos do Espírito Santo, e um dos primeiros resultados dessa submissão foi aprender a ser sensível à voz Dele na minha vida em todo o tempo e até mesmo quando Ele fica em silêncio. E é quando estamos totalmente rendidos a esse processo de renovação espiritual, busca de Deus e sensibilidade à voz do Espírito Santo que Deus vem e começa a cumprir os Seus planos por etapas.

Já viu uma noiva na fase de espera para o casamento? O que ela faz? Lógico que ela se prepara, organiza os detalhes da festa, cuida da sua

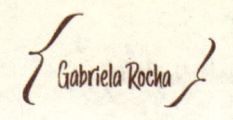

aparência etc. Assim como a noiva, precisamos nos preparar na fase de espera, e o primeiro passo é cuidar do nosso coração.

Se você está na fase de espera, prepare-se mais. Deus nunca vai enviar a chuva se a terra não estiver preparada.

"Portanto eu lhes digo: não se preocupem com suas próprias vidas, quanto ao que comer ou beber; nem com seus próprios corpos, quanto ao que vestir. Não é a vida mais importante do que a comida, e o corpo mais importante do que a roupa? Observem as aves do Céu: não semeiam nem colhem, nem armazenam em celeiros; contudo, o Pai celestial as alimenta. Não têm vocês muito mais valor do que elas? Quem de vocês, por mais que se preocupe, pode acrescentar uma hora que seja à sua vida? Por que vocês se preocupam com roupas? Vejam como crescem os lírios do campo. Eles não trabalham nem tecem. Contudo, eu lhes digo que nem Salomão, em todo o seu esplendor, vestiu-se como um deles. Se Deus veste assim a erva do campo, que hoje existe e amanhã é lançada ao fogo, não vestirá muito mais a vocês, homens de pequena fé? Portanto, não se preocupem, dizendo: 'Que vamos comer?' ou 'que vamos beber?' ou 'que vamos vestir?'. Pois os pagãos é que correm atrás dessas coisas; mas o Pai celestial sabe que vocês precisam delas. Busquem, pois, em primeiro lugar o Reino de Deus e a sua justiça, e todas essas coisas lhes serão acrescentadas. Portanto, não se preocupem com o amanhã, pois o amanhã se preocupará consigo mesmo. Basta a cada dia o seu próprio mal." (Mateus 6:25-34)

O que aprendemos
com Jesus sobre esperar?

Já parou para pensar o que Jesus ficou fazendo até chegar aos Seus 30 anos e começar Seu ministério? O verbo se tornou carne, mas mesmo em um corpo humano Ele era Deus. É muita humildade e sabedoria juntas para passar por todos os processos que nós passamos, inclusive o da espera, mesmo sendo Deus. Ele teve que esperar 9 meses para nascer, passou pelas fases da infância, adolescência e juventude e esperou, esperou o tempo certo, a hora certa para iniciar o Seu ministério.

Enquanto isso, é importante observar que Jesus esperou com obediência e paciência, e foi produtivo. Ele estudava as Escrituras desde menino e com 12 anos já falava nas sinagogas. Trabalhou como carpinteiro, assim como o seu pai José, e fez a diferença no meio da sua família. Os marcos para o início da Sua jornada ministerial foram o exemplo que Ele deixou do batismo em águas (Mateus 3:13-16) e o período em que Ele foi para o deserto para ser tentado pelo Diabo (Mateus 4:1-10).

Acredito que um dos pontos principais da espera é a obediência, e vemos isso na vida do Todo-Poderoso Jesus. Ele cumpriu cada etapa e venceu; portanto, seus exemplos mostram que nós também podemos vencer com a ajuda Dele.

O oposto aos ensinamentos de Jesus e o que não se deve fazer no tempo da espera é cultivar atitudes de rebeldia e reclamação. Essas práticas não vão te transformá-lo em alguém mais esperançoso. Pelo contrário, quem age de forma rebelde fica mais ansioso e frustrado.

Com Jesus, eu também aprendi que no processo da espera há dias mais tranquilos e outros mais turbulentos — a chave está em nossa constância e nosso equilíbrio emocional. Traga à memória a Palavra de Deus, como, por exemplo, em Salmos 40:1: "Coloquei toda minha esperança no Senhor; Ele se inclinou para mim e ouviu meu grito de socorro". É exatamente isso.

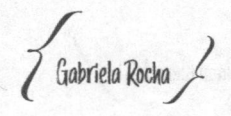
Por isso, digo e repito: a nossa base sólida é o nosso relacionamento com Deus. Sem isso ficamos perdidos, sem saber para onde ir e o que fazer. A fase da espera nos prepara para um novo ciclo, e podemos ser alegres e esperançosos nesse período.

> "Nossa esperança está no Senhor; Ele é o nosso auxílio e a nossa proteção. Nele se alegra o nosso coração, pois confiamos no Seu santo nome. Esteja sobre nós o Teu amor, Senhor, como está em Ti a nossa esperança." (Salmos 33:20-22)

Em tudo na vida, passamos pela fase do treinamento, que também é um tempo de espera. Por exemplo, não há como um jogador de futebol entrar no campo para jogar em uma Copa do Mundo sem ter treinado arduamente antes. Por mais que ele seja um ótimo jogador, tem que treinar. Um atleta cresce ou não na sua carreira pela forma como encara os treinos e os cuidados consigo mesmo. Da mesma maneira, um cantor, ao subir em um palco para cantar, precisa ter ensaiado a música antes e cuidar da voz. Se não fizer isso, não vai muito longe. Assim funciona também o nosso tempo de espera.

Devemos fazer o que está ao nosso alcance, e o impossível é com Deus. Há sempre uma parte que nos cabe. No período da espera, por mais dura ou tranquila que seja a sua realidade, não esqueça que você está sendo forjado para algo mais nobre e profundo. Confie que concluirá essa etapa com êxito e sairá pronto para ajudar muitas pessoas e cumprir o seu chamado.

> "Mas aqueles que esperam no Senhor renovam as suas forças. Voam bem alto como águias; correm e não ficam exaustos, andam e não se cansam." (Isaías 40:31)

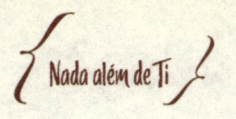

O que fazer no tempo da espera?

"Para tudo há uma ocasião, e um tempo para cada propósito debaixo do Céu." (Eclesiastes 3:1)

No tempo da espera, BUSQUE!

Busque conhecimento, estude, treine! Ame o seu propósito. Ame os sonhos de Deus para você, sonhe junto com Ele. Como Deus vai mandar a chuva para uma terra sem sementes? Semeie bastante para que quando a chuva vier, o fruto possa nascer e você colha desse bom fruto. Enquanto o dia não chega, encha-se da sabedoria que vem de Deus. E com a sua obediência e amor, na hora certa, Deus levará você ao novo tempo.

Organize os seus objetivos de vida e sonhos, tenha atitudes que estejam ao seu alcance em direção a eles, tenha esperança e seja corajoso. Busque mais e mais a presença de Deus, ore, converse com Ele sobre tudo. Saiba que Deus usa pessoas para nos abençoar e às vezes são pessoas que jamais poderíamos imaginar que fariam algo por nós. Não seja orgulhoso, ouça as pessoas e retenha o bem. Semeie o bem.

Tenha bons relacionamentos com os outros, mas não se preocupe em impressioná-los. Seja autêntico e passe a verdade nas suas atitudes: não queira ser o que você não é. Não se compare com ninguém nem tenha inveja dos que já superaram a fase da espera, aquela espera crucial. Lembre-se de que ouvir um testemunho de alguém deve edificar a sua fé e deixá-lo mais animado em saber que, assim como fez com o seu amigo ou amiga, Deus também pode fazer com você e com todos os que têm uma aliança com Ele. Celebre de verdade as conquistas dos outros, alimente-se de bons exemplos de superação, observe os pontos fortes deles e tire ensinamentos dessas histórias de vida.

E não se esqueça: depois da linha de chegada, depois do seu sonho ter sido realizado, a sua vida continua, e o momento da espera o preparou para desfrutar disso com sabedoria, além de tê-lo fortalecido e ensinado preciosas lições de humildade.

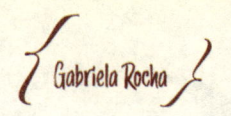

Quando você tem algo precioso, guarda em um lugar seguro, correto? Ninguém vai deixar a porta da sua casa aberta, porque coisas especiais merecem cuidados especiais. Zele pelo que você tem de valor, mas não seja apegado nem considere mais precioso do que Deus nenhum objeto, pessoa, bem material, posição social e até mesmo função ministerial.

Você não acha forte quando essa música diz assim: "EU NÃO TENHO NADA ALÉM DE TI"?

Eu considero bem forte declarar isso para Deus, e Ele realmente conhece as intenções e motivações do nosso coração. Quem já perdeu algo ou alguém e fala isso a Deus por esse ângulo sabe o que é não ter mais nada além da presença de Deus. Até nesses momentos difíceis de perda, por mais que você ame muito alguma coisa ou alguém e o perca, por mais que doa, você descobre que Deus – o Aba Pai – é TUDO o que você tem, e Ele é a única certeza da expressão "para sempre".

Não estou falando que você não tem que valorizar conquistas importantes e as pessoas ao seu redor. O que estou querendo explicar é que, ainda que faltem tudo e todos, ELE SEMPRE ESTARÁ com você.

Reconhecer que Ele é tudo é algo que estabelece a sua vida em CRISTO. Confiar no Seu amor e nos Seus planos sempre será a nossa melhor escolha. Por mais que pareça distante, impossível ou que o sonho não é para você, confie Nele, pois Ele tem pensamentos de paz e um futuro de esperança.

Há uma frase de uma música do Renascer Praise que eu acho demais: "A espera não pode matar a esperança". E é isso. A espera não matou Abraão, Sara, Ana, Davi, Jó. A espera não matou Jesus nem Paulo. Todos tiveram o seu momento de preparo, mas em Deus todos viveram o melhor no tempo ideal.

Você também vai ser aprovado nesse tempo de espera e vai viver o melhor de Deus para esse tempo na sua vida. Não duvide disso.

"'Porque sou eu que conheço os planos que tenho para vocês', diz o Senhor, 'planos de fazê-los prosperar e não de lhes causar dano, planos de dar-lhes esperança e um futuro.'" (Jeremias 29:11)

{ Calendário }

Atividades para viver com Jesus todos os dias

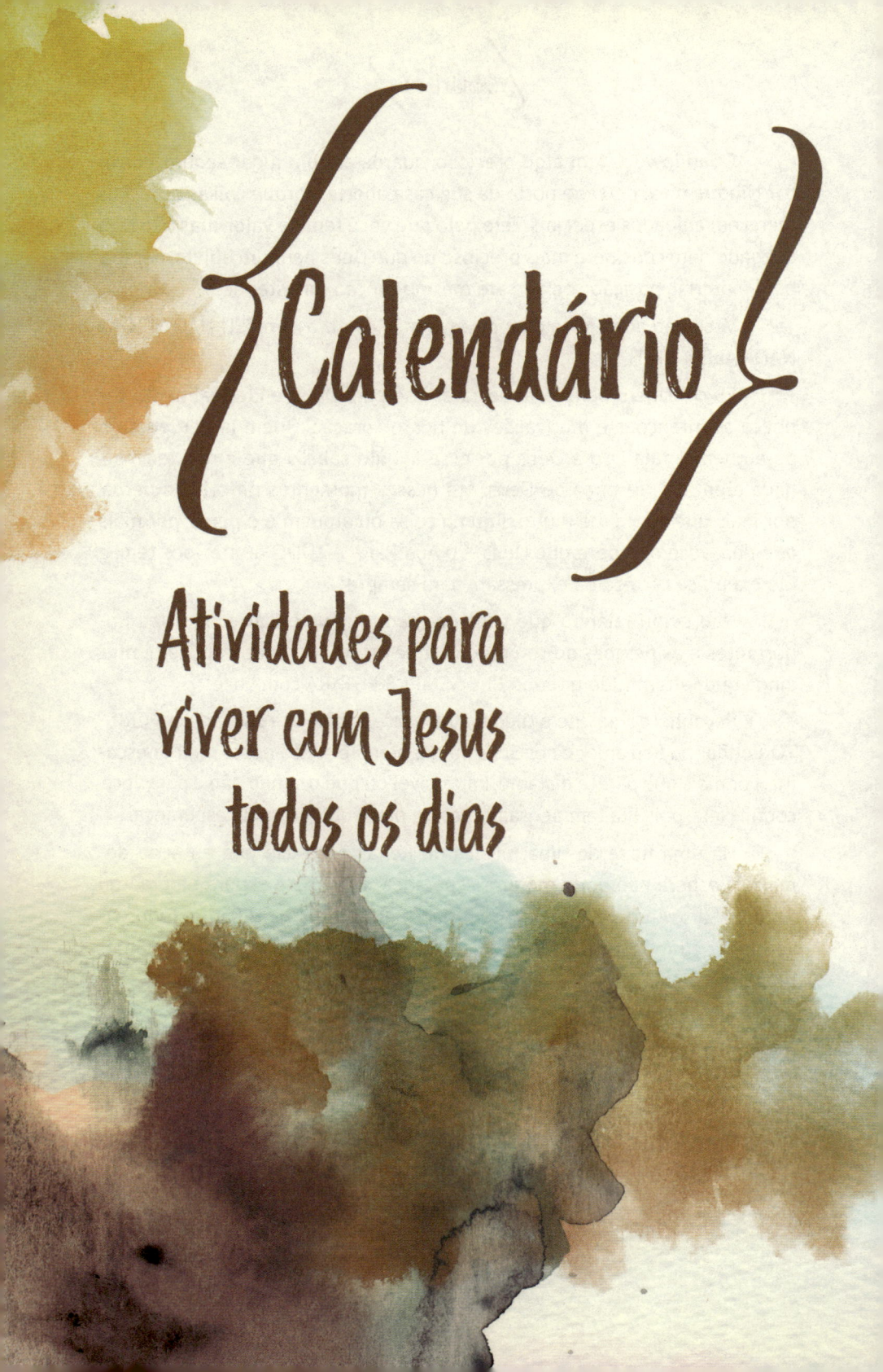

Aqui vão algumas dicas especiais:

• Se você puder, assista a um filme sobre a história de Jesus que seja fiel aos textos bíblicos e observe os momentos da caminhada em que Ele soube esperar. Até para ir para a cruz, Ele foi no tempo certo.

• Traga à memória o que lhe dá esperança. Relembre pelo menos 3 conquistas que Deus já lhe deu na sua jornada cristã e que foram fundamentais para você.

• Se ainda não fez isso, sugiro criar uma lista dos seus sonhos, pelo menos 3, em relação às áreas espiritual/ministerial, familiar, física, profissional/acadêmica e material. Ore sobre isso e peça que a vontade de Deus se cumpra nesses sonhos.

• Procure na Bíblia no mínimo 3 versículos sobre o combate à ansiedade e memorize-os, um de cada vez.

• Reflita sobre o que você pode fazer nesse tempo da espera (caso esteja nessa fase). Talvez um curso profissionalizante, um estudo bíblico, envolver-se em algum ministério da sua Igreja local, caminhar, fazer exercício, marcar de almoçar com os amigos com mais frequência, ter um tempo a sós com Deus no lugar secreto todos os dias etc. Tenha atitude, Deus é contigo!

Escreva no espaço a seguir as suas experiências com Ele nesses dias.

Segunda-Feira	Terça-Feira	Quarta-Feira	Quinta-Feira
Dia	Dia	Dia	Dia
Dia	Dia	Dia	Dia
Dia	Dia	Dia	Dia
Dia	Dia	Dia	Dia
Dia	Dia	Dia	Dia

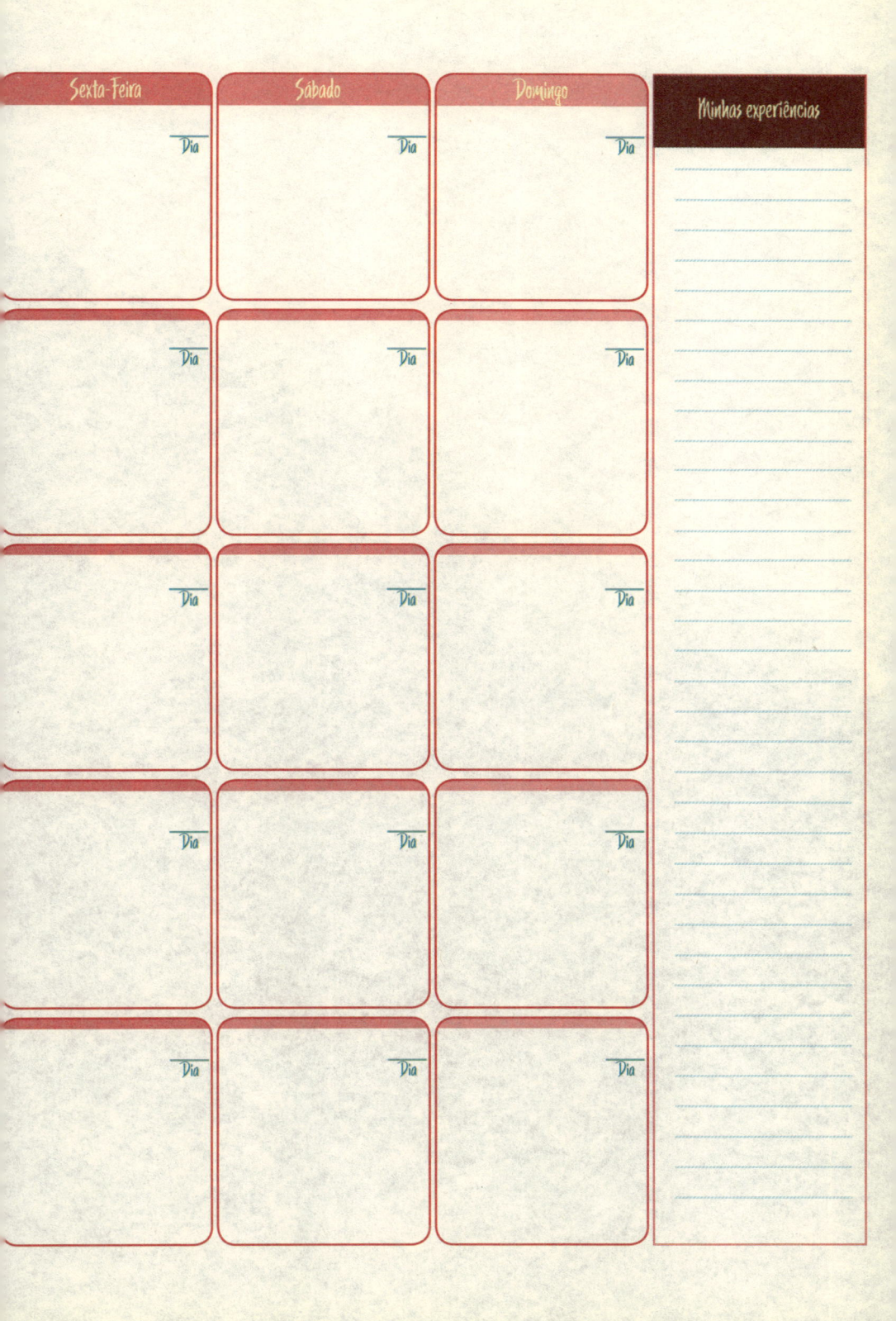

Sexta-Feira	Sábado	Domingo	Minhas experiências
Dia	Dia	Dia	
Dia	Dia	Dia	
Dia	Dia	Dia	
Dia	Dia	Dia	
Dia	Dia	Dia	

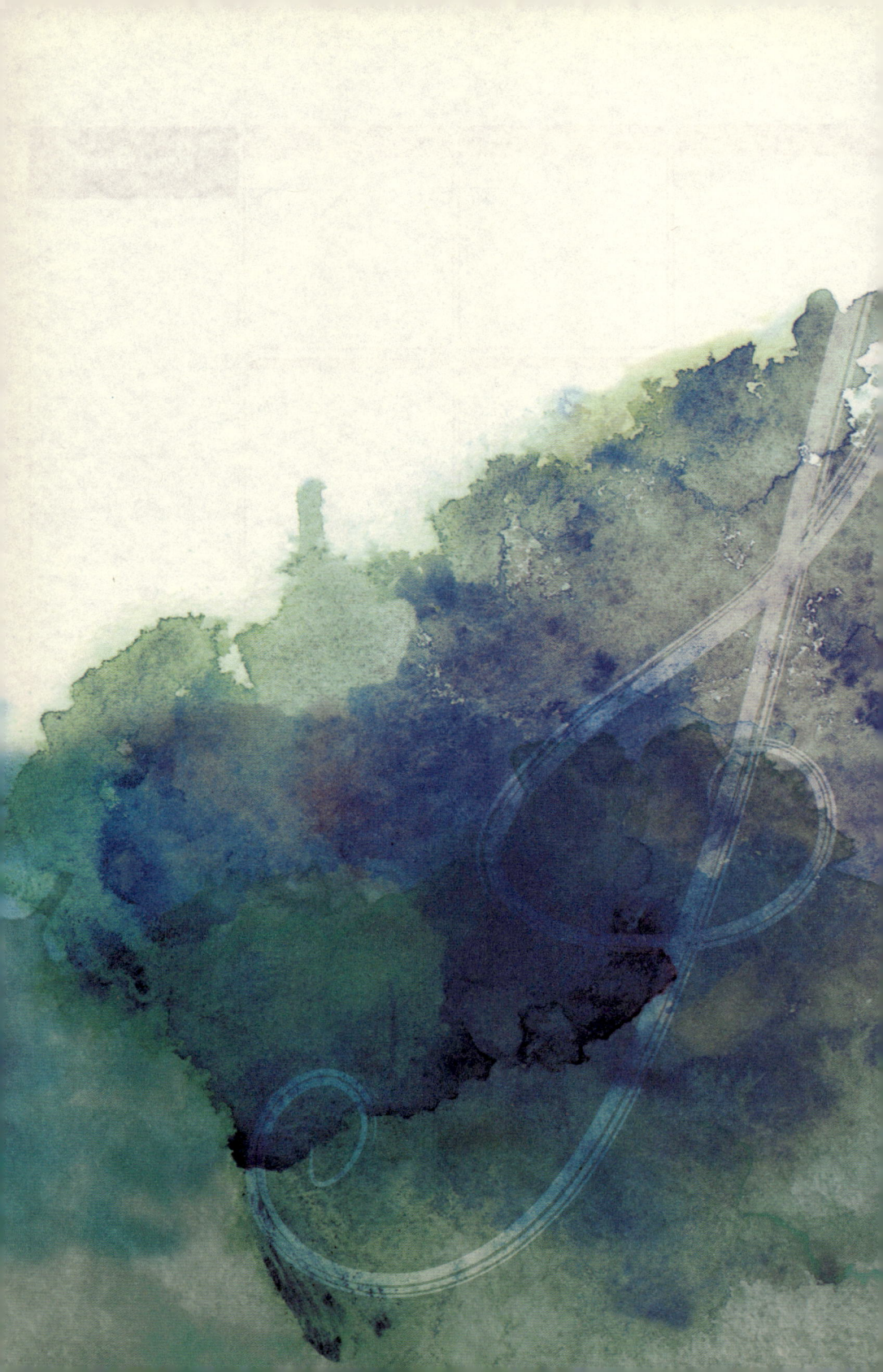

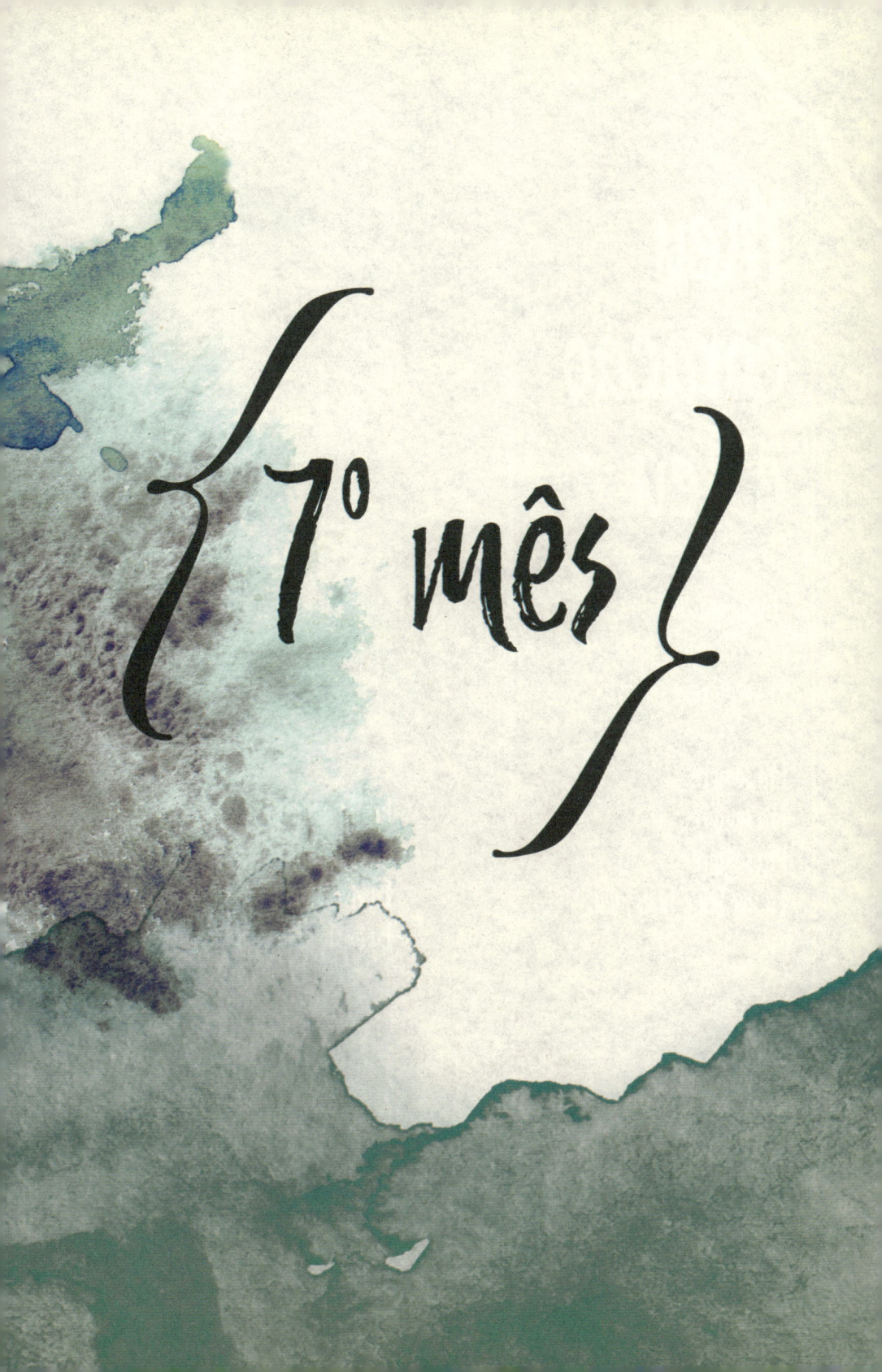

{7º mês}

Meu coração é Teu

"Meu coração é Teu
Meu coração é Teu
Pra sempre, e sempre

Pra sempre
Pra sempre
Pra sempre
Eu sou Teu e Tu és meu

Pra Te adorar, eu vivo
Pra Te adorar
Eu vivo, só pra Te adorar
Eu existo para Te adorar, Deus!"

Seu coração
pertence a quem?

Atualmente, mesmo o cérebro sendo reconhecido pela ciência moderna como o responsável por direcionar todas as nossas atividades, é o coração que ainda detém o destaque de representar a parte mais íntima de um ser; o berço dos sentimentos, das emoções, do afeto, do ânimo, da coragem; a parte mais central ou mais profunda de algo; o âmago. Raramente alguém dirá: "Estou no cérebro da Floresta Amazônica" ou "meu cérebro está triste por sua partida". Porém ao ver uma pessoa generosa, elogiamos: "Ela tem bom coração", destacando que a atitude virtuosa procede de um coração bondoso. Quando estamos apaixonados, declaramos: "Eu te amo do fundo do meu coração", para enfatizar que é algo que sai do mais íntimo de nosso ser.

Na Bíblia, o coração representa a alma: a sede dos pensamentos, das vontades e dos sentimentos. Toda vez que a Bíblia fala de coração ela está falando das nossas emoções e pensamentos. Portanto, o nosso coração tem dono – o Aba Pai deve ser o dono dele. Por isso, devemos ter muito cuidado com para quem estamos entregando os nossos sentimentos.

"Acima de tudo, guarde o seu coração, pois dele depende toda a sua vida." (Provérbios 4:23)

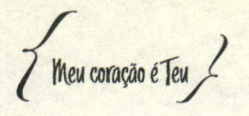

A Bíblia nos instrui quanto aos cuidados com o nosso coração, o que estamos guardando nele e sob o cuidado de quem o estamos entregando. Vamos a uma consulta?

Quais cuidados e revisões você precisa fazer no seu coração?

Não temos dúvida de como é importante cuidarmos da saúde de nosso corpo. Entretanto, lembremos que Deus nos fez seres completos, integrados além do físico. Na primeira carta de Paulo aos Tessalonicenses, ele afirma que é necessário que "[...] todo o espírito, alma e corpo de vocês seja conservado irrepreensível na vinda de nosso Senhor Jesus Cristo" (1 Tessalonicenses 5:23). E, nessa visão tridimensional do ser humano, normalmente é o coração que tem grande semelhança conceitual com a alma; vemos, por exemplo, em Provérbios 23:7, a utilização alternada de alma e coração para significar o "íntimo do pensamento" e em Gênesis 6:5 referindo-se à "inclinação dos pensamentos de seu coração" equivale à corrupção do gênero humano que se dá a partir da alma decaída (ou seja, coração corrompido). Então, assim como precisamos entender que é questão de vida ou morte o devido cuidado físico, como não consumir alimentos nocivos, fazer exercícios regulares e ter o acompanhamento profissional para prevenir e cuidar de qualquer desequilíbrio em nosso corpo, também necessitamos cuidar de nosso coração espiritual, nos desviando do mal, praticando o fruto do Espírito e sendo acompanhados regularmente por um médico especialista, Jesus.

Quando a Palavra nos instrui que "[...] todo o espírito, alma e corpo de vocês seja conservado irrepreensível na vinda de nosso Senhor Jesus Cristo", há um enfoque que não pode ser desprezado. Significa que todos os sonhos, ideais, projetos, realizações e conquistas, tanto neste mundo como no porvir, dependem do que brotará de nosso coração no dia a dia, diante das circunstâncias, nas ações e reações ao longo da vida.

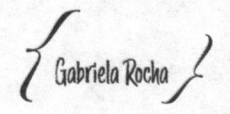

Somos o que pensamos e sentimos, e dentro do nosso coração não cabem a sujeira do pecado e a pureza e bondade que vêm de Deus juntos. É preciso se autoavaliar e checar constantemente as motivações mais secretas do nosso coração. Então, vamos ver se esse coração está saudável?

O que você guarda

em seu coração?

Agora, vamos pensar em nosso coração como se fosse uma caixa. Sabe quando vamos fazer aquela faxina e reviramos muitas coisas? Vamos fazer essa faxina hoje no nosso coração. O que tem aí dentro da sua caixa? Gosto da passagem que diz: "Examine-se o homem a si mesmo [...]" (1Coríntios 11:28). Normalmente, lemos esse texto todos os meses, quando celebramos a Santa Ceia de Jesus nas nossas igrejas. Mas será que a gente para e realmente faz isso?

Examinar significa efetuar observação ou investigação minuciosa; sondar; meditar, refletir sobre; observar ou analisar a própria consciência. Quantas vezes nossos olhos estão tão fixos em outras coisas que não conseguimos olhar para nós mesmos? Como somos tendenciosos em somente ver o exterior, o que é aparente. E, muitas vezes, nos escondemos na religião apenas para disfarçar a doença na alma, no íntimo. O doutor Jesus sabia muito bem disso e por essa razão confrontou certos religiosos hipócritas:

> "E continuou: 'O que sai do homem é o que o torna "impuro". Pois do interior do coração dos homens vêm os maus pensamentos, as imoralidades sexuais, os roubos, os homicídios, os adultérios, as cobiças, as maldades, o engano, a devassidão, a inveja, a calúnia, a arrogância e a insensatez. Todos estes males vêm de dentro e tornam o homem "impuro"'." (Marcos 7:20-23)

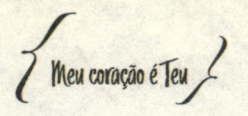

Quando vamos ao médico, ele sempre nos pergunta o que estamos sentindo, certo? Aí vamos lá com as nossas certezas e respondemos às perguntas. Mas ele sempre vai pedir um exame, para mostrar o que não sabemos, o que não vemos a olho nu. E, a partir dali, o médico pode dar um diagnóstico exato. O exame não está baseado no que você diz ou acha, e sim apresenta o que realmente está acontecendo, sem mentiras, sem medo. Ele mostra tudo e, por mais que o resultado não seja bom, só assim o médico consegue indicar o tratamento adequado. Certa vez, Jesus disse:

> "Quem pratica o mal odeia e não se aproxima da luz, temendo que as suas obras sejam manifestas. Mas quem pratica a verdade vem para a luz, para que se veja claramente que as suas obras são realizadas por intermédio de Deus." (João 3:20-21)

Venha para a luz de Cristo. Deixe Ele tratar você. A cura será plena, e você experimentará a vida abundante que somente Ele pode dar.

Todo tratamento exige obediência à prescrição médica e disciplina. Para tratar alguma coisa, você tem que realmente desejar isso, às vezes mudar até certos hábitos. Então vamos lá, chegou a hora de fazer o exame. Não tenha vergonha do médico dos médicos, abra seu coração de verdade, exponha tudo para Ele, mostre tudo. As coisas boas e as feias também, todo assunto que você não consegue falar com alguém precisa ser tratado por Deus. Se você tem algum vício, algum trauma, algo que o fez mal há muito tempo, mas está aí na sua caixa ainda, está na hora de você mostrar. Faça o exame, olhe para dentro de si, pare de ficar olhando para os problemas que você tanto tenta resolver do lado de fora, para os erros que você consegue enxergar com tanta nitidez no próximo. O exame perfeito de si mesmo é enxergar seus erros com a mesma nitidez que os vê no próximo. O apóstolo Paulo nos conduz a esse caminho que exige a disciplina da humildade e do autoexame: "Examinem-se para ver se vocês estão na fé; provem-se a si mesmos [...]" (2Coríntios 13:5). E ainda: "Assim, aquele que julga estar firme, cuide-se para que não caia" (1Coríntios 10:12). E caso você conclua: "Meu Deus! Estou doente! O que fazer?!", calma. A solução vem a seguir: "[...] E Deus é fiel; ele não permitirá que vocês sejam tentados além do

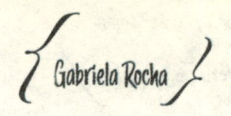

que podem suportar. Mas, quando forem tentados, ele lhes providenciará um escape, para que o possam suportar" (1Coríntios 10:13). Entregue seu coração nas mãos certas.

A quem pertence o seu coração?

Por volta do ano 970 a.C., assim que Salomão assumiu o trono em Israel, Deus perguntou-lhe o que desejava. Ele respondeu prontamente: "Dá, pois, ao Teu servo coração cheio de discernimento para governar o Teu povo e capaz de distinguir entre o bem e o mal [...]" (1Reis 3:9), pois ele sabia da grande responsabilidade que estava sobre seus ombros e da importância de permitir que Deus o conduzisse em toda a sua jornada. Lamentavelmente, Salomão vacilou mais à frente e as seduções pecaminosas "[...] o induziram a voltar-se para outros deuses, e o seu coração já não era totalmente dedicado ao Senhor, o Seu Deus [...]" (1Reis 11:4), ocasionando o início do declínio de um próspero reinado de Israel. Ele ainda tentou conduzir seu filho, Roboão, por um caminho diferente do seu, mas sem sucesso, apesar dos insistentes apelos claramente contidos nos textos do Livro de Provérbios, frequentemente iniciando com a expressão "filho meu", "guarda no seu coração os meus mandamentos", "inclina o seu coração ao entendimento", "escreve-as (a bondade e a fidelidade) nas tábuas do seu coração", "guarde o seu coração". E, por fim, "Meu filho, dê-me o seu coração [...]" (Provérbios 23:26).

Dar o seu coração é um passo importante e também uma escolha. Você só dá o seu coração a alguém em quem você confia de verdade. Em nosso coração guardamos muitas coisas, como traumas, alegrias, pessoas, momentos etc. Sinceridade e falsidade, ódio e amor, confiança e desespero, inveja e altruísmo, entre outras emoções, estão continuamente querendo passar pelos "vasos sanguíneos" de nosso coração. O que permitiremos habitar em nosso íntimo? Diariamente nos deparamos com desejos e vontades antagônicos, que a Bíblia nos mostra como sendo obras da carne e o fruto do Espírito (Gálatas 5:17-25). Se andarmos no Espírito, nosso

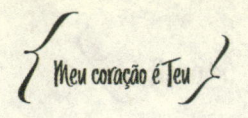

coração será saudável e, consequentemente, todas as áreas de nossa vida também serão. Com o nosso coração transbordando amor, alegria, paz, paciência, amabilidade, bondade, fidelidade, mansidão e domínio próprio, não há condenação.

E aqui chegamos a um ponto desafiador, que eu gostaria que você encarasse como uma das escolhas mais importantes da sua vida. Na música deste capítulo, é muito forte a parte que diz: "Meu coração é Teu pra sempre, e sempre". Quando você escolhe dar o seu coração a Ele, você sai do controle e deixa que Ele direcione suas emoções, é o tal do: "[...] já não sou eu quem vive, mas Cristo vive em mim" (Gálatas 2:20). Como podemos dizer isso e tomar todas as decisões da nossa vida sem falar com Ele antes? Já fez isso? Agora, mostre tudo para o médico Espírito Santo, e não tente se curar sozinho, não se automedique, não deixe a "caixa" lhe mostrar o que fazer, mas deixe Jesus curá-lo e mostrar o que você tem que fazer com tudo isso que está aí dentro. Olhe como o Espírito Santo é incrivelmente lindo. Pare um minuto aqui e leia o conhecido Salmo 139. Esse texto é lindo e poderoso. Lá no finalzinho, o salmista diz: "Vê se em minha conduta algo Te ofende e dirige-me pelo caminho eterno" (v. 24). Isso é amor; nesse salmo, Davi estava com a caixa aberta e pedindo: "Deus, pode olhar, olhe mesmo, veja se tem algo que não Te agrada, tire e me leve para o Teu caminho". Ele o vê até na escuridão e, por mais que você tente se esconder, Ele sabe onde você está.

As nossas emoções pertencem ao nosso amado Jesus. Vamos deixar que o Espírito Santo as governe e vamos ser livres para achar Nele equilíbrio para agir de acordo com a Sua vontade e não com a emoção. Vamos pensar e refletir sobre as nossas escolhas e entregar o nosso coração a Ele de verdade, todos os dias.

{ Calendário }

Atividades para viver com Jesus todos os dias

Aqui vão algumas dicas especiais:

• Se você não tem o hábito de se autoavaliar todos os dias, comece a fazer isso no seu momento com Deus antes de dormir. Ore com base no Salmo 139:23-24. Deixe Deus esquadrinhar o seu coração.

• Não entregue o seu coração a sentimentos e pensamentos negativos. Seja positivo a respeito de si mesmo e de tudo a que você se propõe. Escolha um líder de referência para ouvir as mensagens regularmente.

• Nas lutas ou nas vitórias, derrame-se na presença de Deus. Não permita que sua mente planeje nada contra a vontade Dele nem deixe cair no seu coração sentimentos ruins. Guarde o seu coração. Aprenda também a fazer orações curtas na mente durante o seu dia.

• Encha o seu emocional de louvor, Palavra e gratidão. Tire um tempo do seu dia para contemplar o belo: a natureza, uma criança, o Céu etc.

• Seja leve, não julgue as pessoas, não tire conclusões precipitadas. Acredite no lado bom do ser humano e, mesmo quando errarem com você, seja gracioso e misericordioso. Se for necessário, mantenha distância para a sua saúde emocional. Faça isso, mas não carregue mágoas.

Escreva no espaço a seguir as suas experiências com Ele nesses dias.

{ Minhas reflexões do 7º mês }

Segunda-Feira	Terça-Feira	Quarta-Feira	Quinta-Feira
Dia	_Dia_	_Dia_	_Dia_
Dia	_Dia_	_Dia_	_Dia_
Dia	_Dia_	_Dia_	_Dia_
Dia	_Dia_	_Dia_	_Dia_
Dia	_Dia_	_Dia_	_Dia_

Sexta-Feira	Sábado	Domingo	Minhas experiências
Dia	Dia	Dia	
Dia	Dia	Dia	
Dia	Dia	Dia	
Dia	Dia	Dia	
Dia	Dia	Dia	

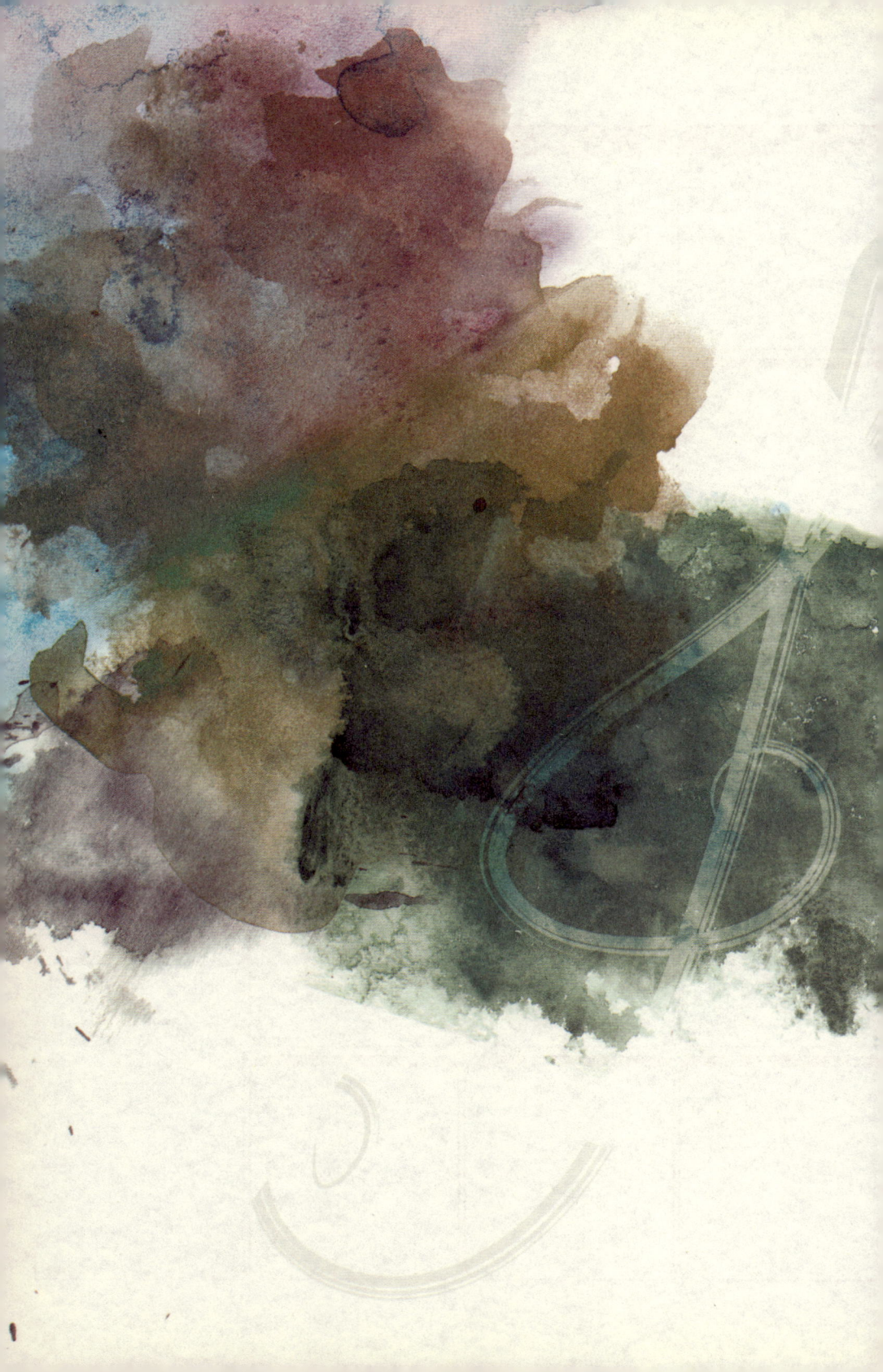

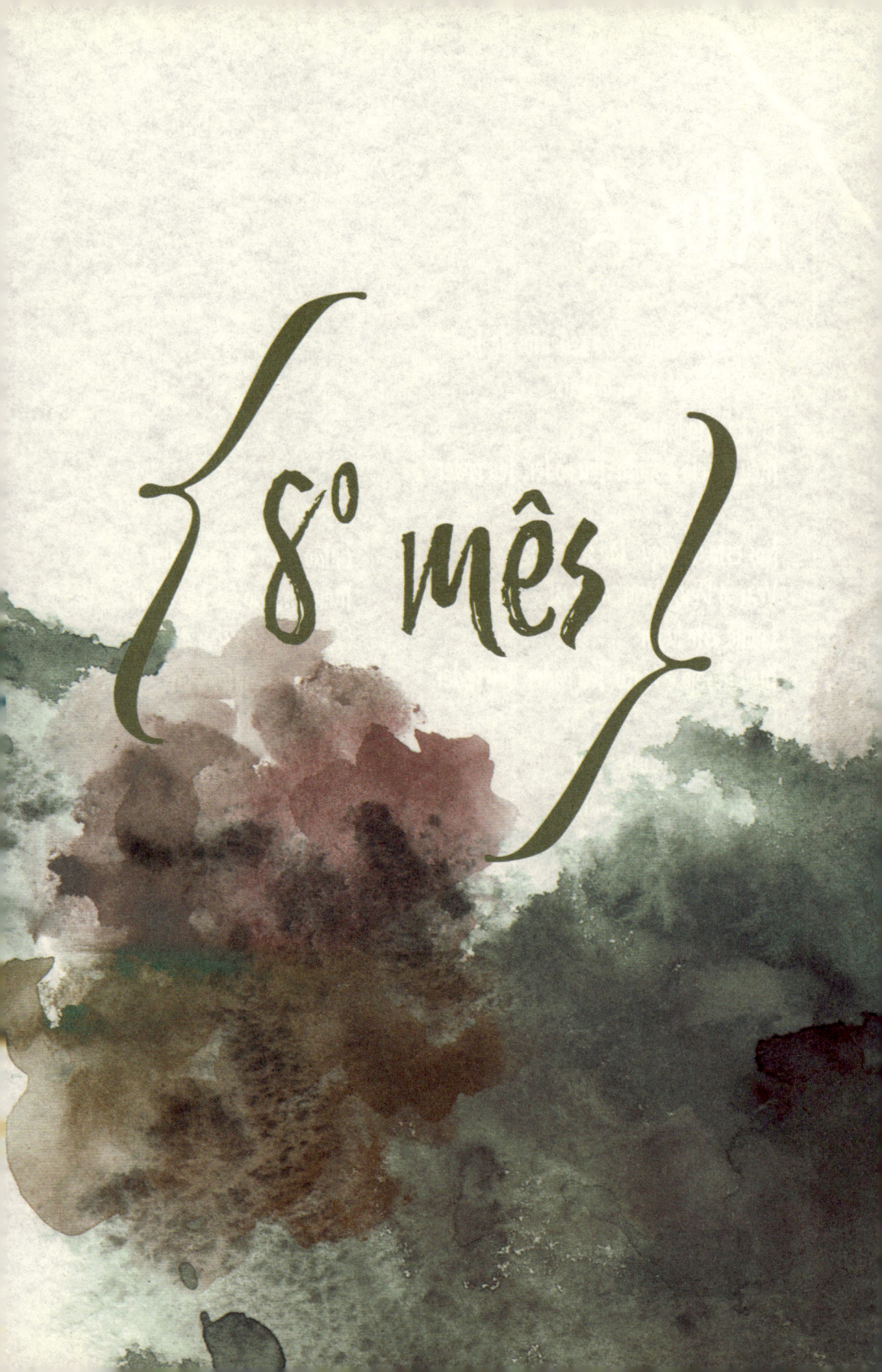

{ 8º mês }

Atos 2

"Nós estamos aqui, tão sedentos de Ti
Vem, ó Deus! Vem, ó Deus!
Enche este lugar
Meu desejo é sentir Teu poder, Teu poder

Nós estamos aqui, tão sedentos de Ti
Vem, ó Deus! Vem, ó Deus!
Enche este lugar
Meu desejo é sentir Teu poder, Teu poder

Então, vem me incendiar
Meu coração é o Teu altar
Quero ouvir o som do Céu
Tua glória contemplar

Então, vem me incendiar
Meu coração é o Teu altar
Quero ouvir o som do Céu
Tua glória contemplar

Te damos honra
Te damos glória
Teu é o poder
Pra sempre, amém"

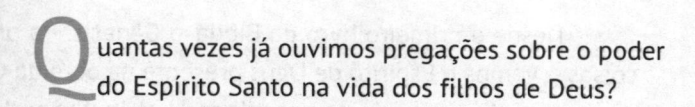

Quantas vezes já ouvimos pregações sobre o poder do Espírito Santo na vida dos filhos de Deus?

"Chegando o dia de Pentecoste, estavam todos reunidos num só lugar. De repente veio do Céu um som, como de um vento muito forte, e encheu toda a casa na qual estavam assentados. E viram o que parecia línguas de fogo, que se separaram e pousaram sobre cada um deles. Todos ficaram cheios do Espírito Santo e começaram a falar noutras línguas, conforme o Espírito os capacitava." (Atos 2:1-4)

Quanta busca pela presença do doce Espírito Santo de Deus. Nesse texto de Atos 2, o Espírito Santo veio para dar poder aos cristãos, para incendiar os nossos corações até hoje. Então, eu pergunto: você sabe quem é o Santo Consolador e busca conhecê-Lo mais e mais? Você tem desejado mais do toque do Espírito em sua vida? Tem ansiado que Deus coloque a Sua mão e Sua unção mais poderosamente sobre a sua vida e seu ministério? Você quer ser cheio do Espírito Santo?

Quem é o Espírito Santo?

Desde o primeiro livro da Bíblia, o Gênesis – o princípio de todas as coisas –, vemos o Espírito de Deus presente na obra da Criação do mundo e do homem (Gênesis 1:2), compartilhando atributos exclusivamente divinos como a onipresença (Salmos 139:7), a onisciência (Atos 5:3-4), a onipotência (Mateus 12:28; Atos 1:8), a eternidade (Hebreus 9:14) e a santidade perfeita como o seu título mais conhecido sugere: Ele é Santo.

O Espírito Santo dá vida às criaturas de Deus. Seja ao ser humano, como registrado em Jó 33:4 que diz: "O Espírito de Deus me fez; o sopro do Todo-Poderoso me dá vida", seja às criaturas em geral, pois "quando sopra o Teu fôlego, eles são criados" (Salmos 104:30). E não somente na Criação, o Espírito tem papel fundamental na redenção da humanidade, pois é o Espírito que "[...] convencerá o mundo do pecado, da justiça e do juízo. Do pecado, porque os homens não creem em mim; da justiça, porque vou para o Pai, e vocês não me verão mais; e do juízo, porque o príncipe deste mundo já está condenado" (João 16:8-11).

Referente à pessoa do Espírito Santo, a Bíblia registra vários nomes pelos quais é reconhecido ou representado. Vejamos: o Espírito de Deus ou do SENHOR (Mateus 3:16; Lucas 4:18) – expressando sua individualidade e unidade na Santíssima Trindade; o Espírito de Cristo (Romanos 8:9) – para habitar no salvo e glorificar a Jesus, operando a obra redentora e regeneradora em nossa vida; o Espírito da Verdade (João 14:17; 16:13) – em oposição ao espírito do engano e do erro que opera neste mundo decaído, Jesus, que é a Verdade que liberta, nos enviou Seu Espírito para nos guardar das astutas ciladas de Satanás; o Espírito da Graça (2Coríntios 12:9) – que nos capacita a viver em santidade e a vencer as fraquezas próprias da carne; o Espírito de Vida (Romanos 8:2) – que atua poderosamente na vida daqueles que O receberam, livrando-os do poder do pecado e da morte; o Conselheiro (João 14:16-26) – que significa aquele que fortalece, que se põe ao lado para ajudar, conselheiro, socorro, advogado, aliado, amigo.

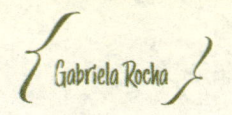

Como não desejaria tê-Lo ao meu lado, juntinho a mim? Não consigo imaginar passar por toda esta vida terrena sem experimentar nem viver com essa companhia poderosa, agradável e essencial para uma vida abundante. Se você está sentindo a mesma necessidade, se sua alma está ansiosa pelo Espírito de Santo, saiba que é o próprio Deus, pela Sua Palavra, quem está colocando essa sede em você, agora.

Como ser íntimo
do Espírito Santo?

Em primeiro lugar, você precisa reconhecer o Espírito Santo como uma pessoa divina, um ser vivo celestial. Ficará difícil você se relacionar e querer a cada dia intimidade com o Espírito Santo caso tenha a ideia de que Ele é apenas uma energia cósmica, uma força de Deus, que "liga e desliga" num clique de um interruptor. A Bíblia diz que "[...] não recebemos o espírito do mundo, mas o Espírito procedente de Deus" (1Coríntios 2:12). Ou seja, é o Espírito que vem de um Deus que é vivo, amoroso, misericordioso, leal, sábio, amigo, Pai Eterno e todas as demais características de um Deus pessoal, íntegro e com uma sabedoria infinita. O Santo Espírito pensa (Romanos 8:27), sente (Romanos 15:30), determina (1Coríntios 12:11) e tem a faculdade de amar e deleitar-se em comunhão (2Coríntios 13:13).

Além dessas características relacionadas aos sentimentos e à vontade própria, considere também as várias atividades que comprovam a personalidade do nosso amigo Espírito Santo: a Bíblia, revelação de Deus à humanidade, foi escrita por homens inspirados pelo Espírito (2Pedro 1:21); o apóstolo Paulo disse que o Espírito Santo "[...] intercede por nós com gemidos inexprimíveis" (Romanos 8:26); a Igreja da Antioquia (na atual Turquia) foi a primeira a enviar obreiros ao campo missionário. Porém a ordem de separar Paulo e Barnabé fora dada pelo Espírito Santo (Atos 13:2). Ele sabe de todas as coisas e sempre tem a melhor direção para nós.

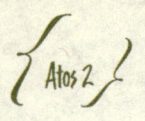

Ame Jesus, obedeça à Sua Palavra e creia na promessa do Pai (Lucas 24:49). Certa vez, Jesus afirmou aos discípulos que o Consolador lhes ensinaria todas as coisas e os faria lembrar de tudo o que o Mestre havia dito (João 14:26). E foi nesse contexto que Jesus disse:

> "Se vocês me amam, obedecerão aos meus mandamentos. E eu pedirei ao Pai, e ele lhes dará outro Conselheiro para estar com vocês para sempre, o Espírito da verdade. O mundo não pode recebê-Lo, porque não O vê nem O conhece. Mas vocês O conhecem, pois Ele vive com vocês e estará em vocês. Não os deixarei órfãos; voltarei para vocês." (João 14:15-18)

Que demais essa promessa de Deus cumprida nos dias de hoje! Temos a honra e o privilégio de conhecer e ter o Espírito Santo habitando em nós. Nós, como simples seres humanos cheio de falhas, temos um Conselheiro vivendo em nós, dentro de nós. Não despreze isso!

Você percebe como há diversos aspectos quanto ao relacionamento, à intimidade e ao amor presentes nestas declarações de Jesus sobre a presença do Espírito Santo, não somente ao nosso lado, mas dentro de nós? A partir do amor a Jesus e da obediência à Sua Palavra, nós recebemos esse Consolador fiel que não nos deixará nenhum segundo a sós, como órfãos abandonados, sem amparo. Eita! E agora? Será que vivemos realmente com Ele? O Espírito Santo está pronto para nos ajudar, nos guiar, nos ensinar. Nem sempre Ele vai dizer algo que nós queremos ouvir ou fazer. Às vezes Ele vai nos direcionar para outra coisa. Mas "[...] todos os que são guiados pelo Espírito de Deus são filhos de Deus" (Romanos 8:14). Assim, "sabemos que Deus age em todas as coisas para o bem daqueles que o amam" (Romanos 8:28).

Como o poder de Deus age por meio do Espírito Santo?

Já parou para pensar em como simples homens da Bíblia enfrentaram gigantes, exércitos, leões e não temeram? Como suportaram ser ameaçados de morte, maltratados, perseguidos, sem que negassem a sua fé? Como foram usados por Deus para pôr em liberdade os cativos e oprimidos pelo Diabo, para curar enfermos e fazer outros milagres e maravilhas?

Após consumar Sua obra redentora no Calvário, Jesus Cristo ordenou aos Seus discípulos para irem por todo o mundo pregando o Evangelho, fazendo novos discípulos e batizando os convertidos (Mateus 28:19-20), curando os enfermos, falando novas línguas e vencendo todo o mal (Marcos 16:15-18). No entanto, como simples pescadores cumpririam tal missão que exigia tamanha capacitação e habilidade? Jesus dá a solução: "[...] dentro de poucos dias vocês serão batizados com o Espírito Santo. [...] Mas receberão poder quando o Espírito Santo descer sobre vocês, e serão minhas testemunhas em Jerusalém, em toda a Judeia e Samaria, e até os confins da Terra" (Atos 1:5-8). A resposta seria poder (do grego dunamis, com a mesma raiz das palavras "dinamite", "dinâmico", "dínamo") de Deus. Virtude do Alto. A capacitação seria espiritual. O "dedo de Deus" agiria por intermédio dos discípulos.

Havia uma promessa do Pai: "[...] derramarei do meu Espírito naqueles dias" (Joel 2:29). E, no tempo certo, cumpriu-se no dia de Pentecostes[*]:

"Chegando o dia de Pentecoste, estavam todos reunidos num só lugar. De repente veio do Céu um som, como de um vento muito forte, e encheu toda a casa na qual estavam assentados. E viram o que parecia línguas de fogo, que se separaram e pousaram

---

[*] O Pentecostes era a segunda festa sagrada do ano judaico, também chamada de Festa das Colheitas (Levítico 23:17). Acontecia 50 dias (quinquagésimo, do grego penteekostos) após a Páscoa.

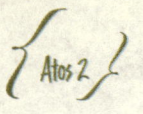

sobre cada um deles. Todos ficaram cheios do Espírito Santo e começaram a falar noutras línguas, conforme o Espírito os capacitava." (Atos 2:1-4).

Nessa festa havia diferentes povos, de toda parte do mundo, falando línguas diferentes. O Espírito Santo falou na língua "deles", por intermédio de cristãos batizados com Seu poder. Ele se moveu e falou na língua de cada um para que todos pudessem ouvir e "[...] declarar as maravilhas de Deus em nossa própria língua!" (Atos 2:11). É surreal como o Espírito Santo se move conforme a sua linguagem, da forma que você vai conseguir entender e senti-Lo. O mais impressionante não foi simplesmente a descida do Espírito Santo naquele lugar, ou o som como de um vento veemente, ou as línguas de fogo, mas que Ele se moveu de formas diferentes, para que cada um que estivesse ali O compreendesse e sentisse. Deus não lida com a massa em si, mas com pessoas, de uma maneira individual. Então, quando você sentir o Espírito Santo, vai sentir de um jeito e a pessoa ao seu lado, de outro, pois Ele vem para cada um de nós pessoalmente. Tanto que quando Paulo fala sobre a distribuição dos dons e ministérios espirituais, é sempre no contexto de que somos muitos membros fazendo parte de um mesmo corpo (1Coríntios 12:1-31). E o Espírito Santo vem dando dons a cada um, individualmente, para o que for útil a todo o corpo de Cristo. Quando nos capacita para o ministério é "com o fim de preparar os santos para a obra do ministério, para que o corpo de Cristo seja edificado" (Efésios 4:12) e tenhamos ousadia na proclamação do Evangelho onde Deus deseja nos usar, seja cantando, pregando, recepcionando, limpando, cozinhando, ensinando, servindo com a nossa profissão etc.

E se lembra que convencer os outros não é o seu trabalho? O que você pode fazer é ser cheio do Espírito, orar e suplicar para que o Espírito Santo toque uma pessoa e abra os olhos dela. O Espírito Santo é aquele que convence do pecado. Quantas vezes ficamos insistindo em algo, falando e falando para as pessoas dos erros delas, do que elas precisam mudar, mas é o Espírito Santo quem convence, Ele é quem abre os nossos olhos para as verdades eternas. Costumo dizer que é o Espírito de Deus que nos apresenta a Cristo. E Jesus nos leva ao Pai.

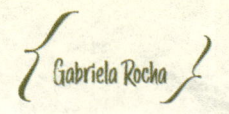

Eu não ousaria sugerir uma fórmula para você ser cheio do Espírito, no entanto, a Bíblia nos orienta a observar alguns aspectos essenciais para preparar o caminho ao Espírito e nos proporcionar essa experiência com Deus:

1) **Como está a sua comunhão com Deus?** "Esta é a mensagem que Dele ouvimos e transmitimos a você: Deus é luz; Nele não há treva alguma. Se afirmarmos que temos comunhão com Ele, mas andamos nas trevas, mentimos e não praticamos a verdade. Se, porém, andarmos na luz, como Ele está na luz, temos comunhão uns com os outros, e o sangue de Jesus, Seu Filho, nos purifica de todo pecado." (1João 1:5-7);

2) **Entregou-se totalmente ao senhorio de Cristo?** "Fui crucificado com Cristo. Assim, já não sou eu quem vive, mas Cristo vive em mim. A vida que agora vivo no corpo, vivo-a pela fé no filho de Deus, que me amou e se entregou por mim." (Gálatas 2:20);

3) **Você tem fome e sede da plenitude do Espírito Santo?** "No último e mais importante dia da festa, Jesus levantou-se e disse em alta voz: 'Se alguém tem sede, venha a mim e beba. Quem crer em mim, como diz a Escritura, do seu interior fluirão rios de água viva'. Ele estava se referindo ao Espírito, que mais tarde receberiam os que Nele cressem. [...]" (João 7:37-39);

4) **Peça a Deus o batismo com o Espírito Santo em oração:** "Por isso lhes digo: peçam, e será dado; busquem, e encontrarão; batam, e a porta lhes será aberta. Pois todo o que pede recebe; o que busca encontra; e àquele que bate, a porta será aberta. [...] Se vocês, apesar de serem maus, sabem dar boas coisas aos seus filhos, quanto mais o Pai que está no Céu dará o Espírito Santo a quem O pedir!" (Lucas 11:9-13).

Assim como os profetas, apóstolos e demais discípulos vivenciaram esta plenitude no passado, podemos vivê-la também hoje. Que seu coração arda pela presença do Espírito Santo todos os dias, que a canção deste capítulo seja uma realidade diária no nosso espírito, alma e corpo.

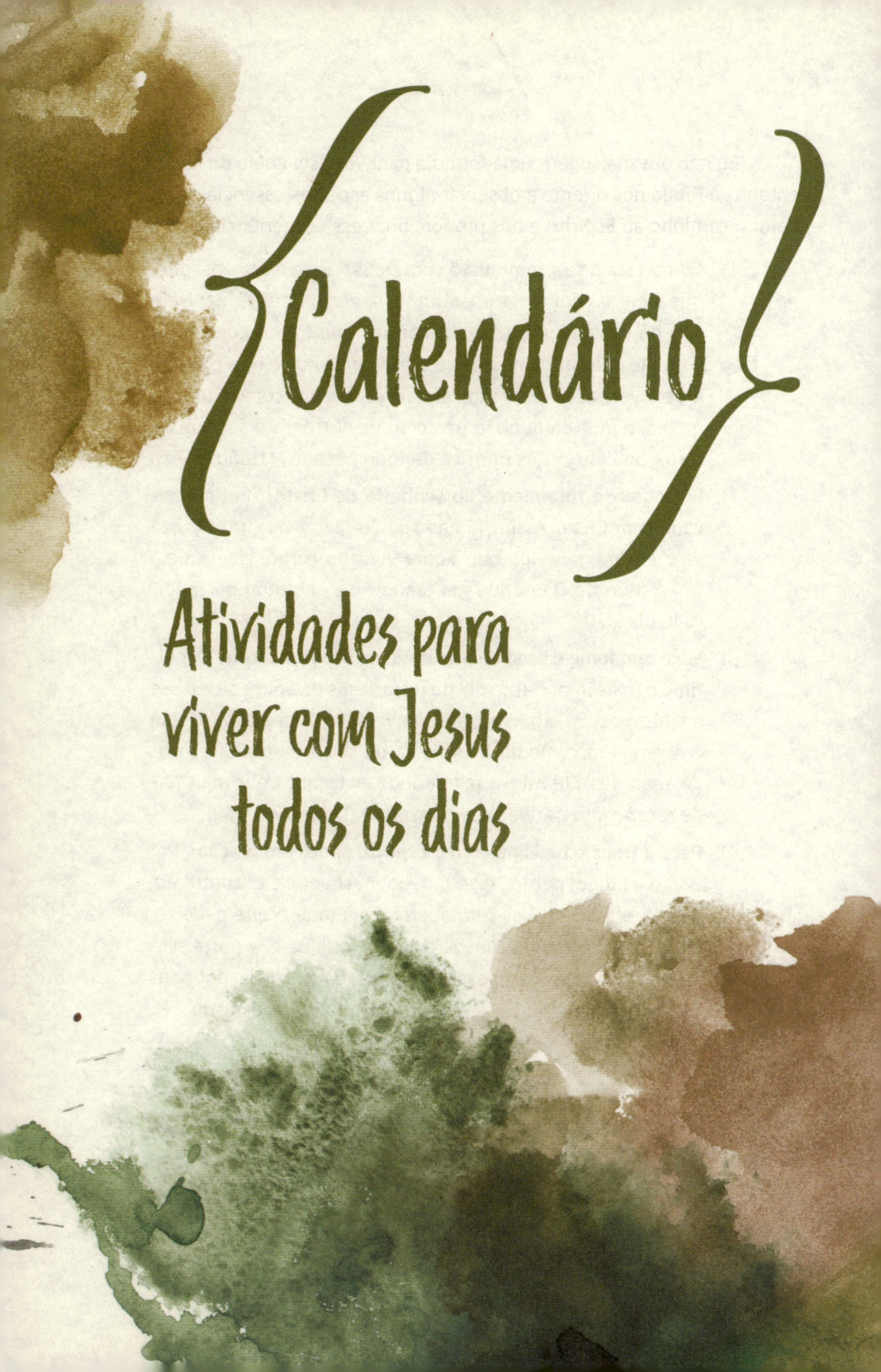

{ Calendário }

Atividades para viver com Jesus todos os dias

Aqui vão algumas dicas especiais:

- Lembre-se de que você é templo do Espírito Santo. Cuide de você, tome cuidado com o que você ouve, vê e fala. Escolha nesses dias um livro sobre o Espírito Santo, além da Bíblia, para começar a ler.
- Tenha conversas diárias com o Espírito Santo. Ore pedindo o discernimento e a sabedoria Dele sobre a sua vida.
- Peça a Ele poder para coisas novas.
- Adore-O com palavras e atitudes. Em vez de acordar e pegar o celular, fale com Ele primeiro.
- Deixe Ele guiá-lo nas decisões que você vai tomar. Peça sinais para Ele confirmar ou não as suas decisões.
- Mantenha a chama do Espírito viva em sua vida.

Escreva no espaço a seguir as suas experiências com Ele nesses dias.

Minhas reflexões do 8º mês

Segunda-Feira	Terça-Feira	Quarta-Feira	Quinta-Feira
Dia	Dia	Dia	Dia
Dia	Dia	Dia	Dia
Dia	Dia	Dia	Dia
Dia	Dia	Dia	Dia
Dia	Dia	Dia	Dia

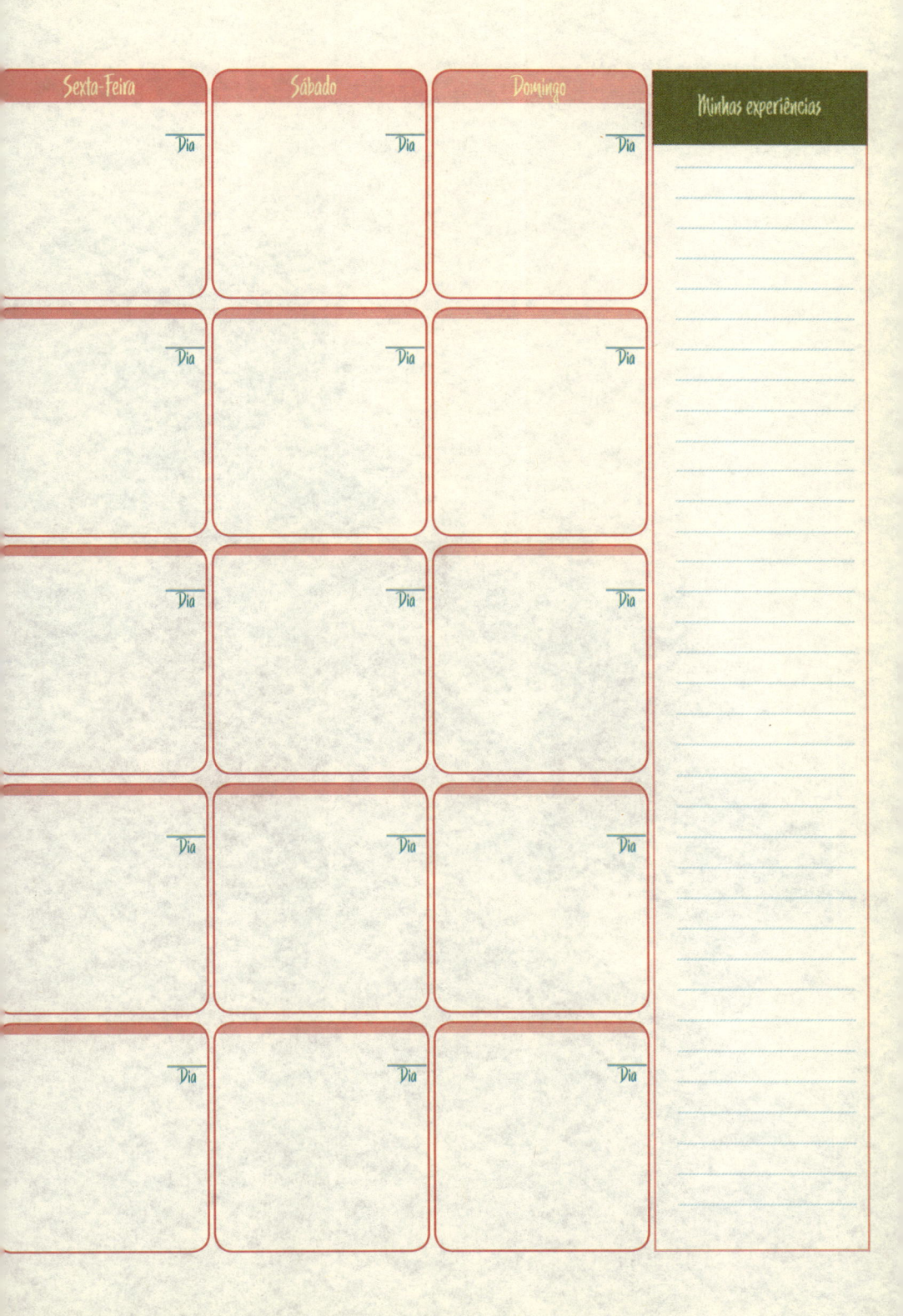

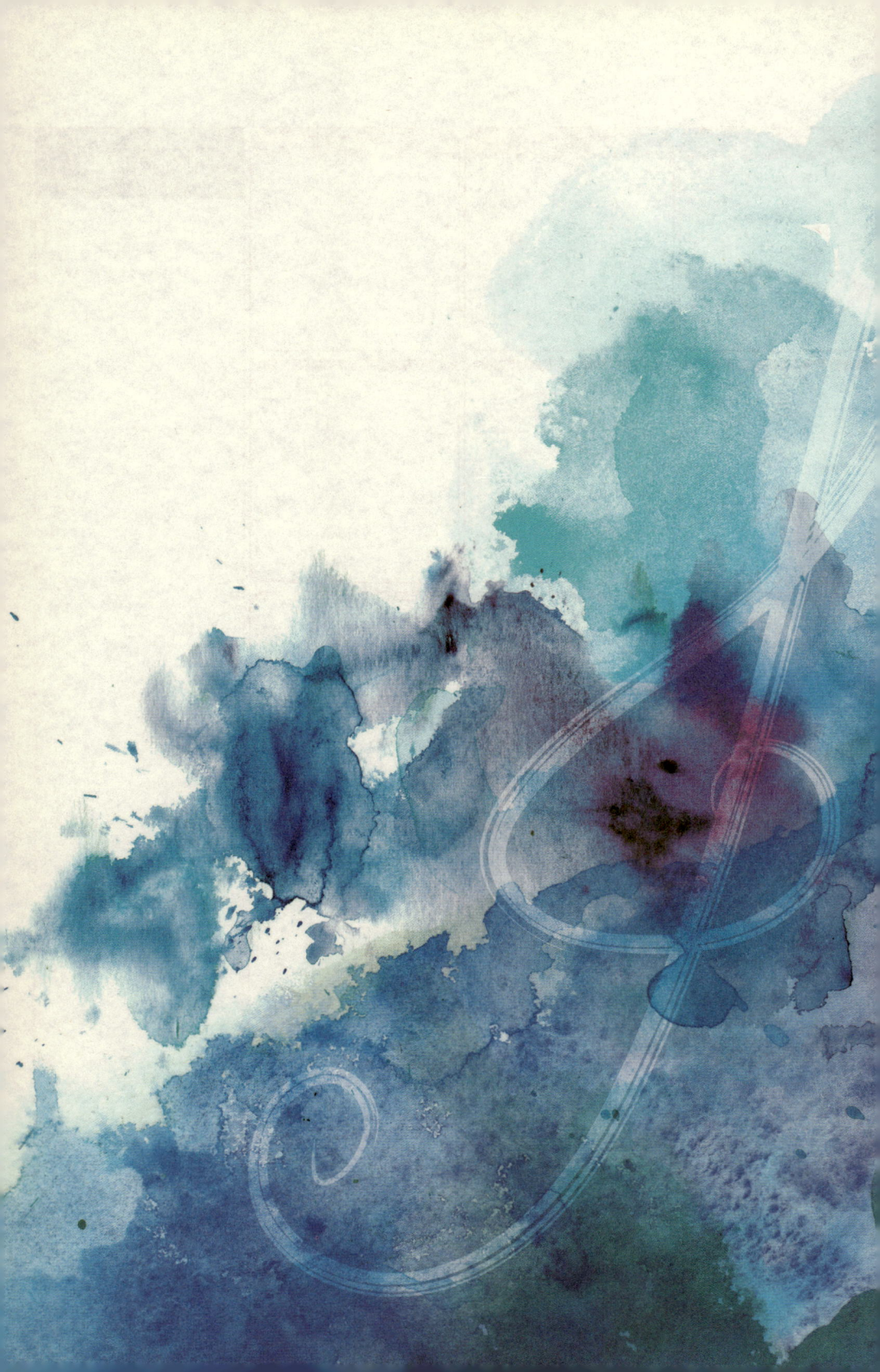

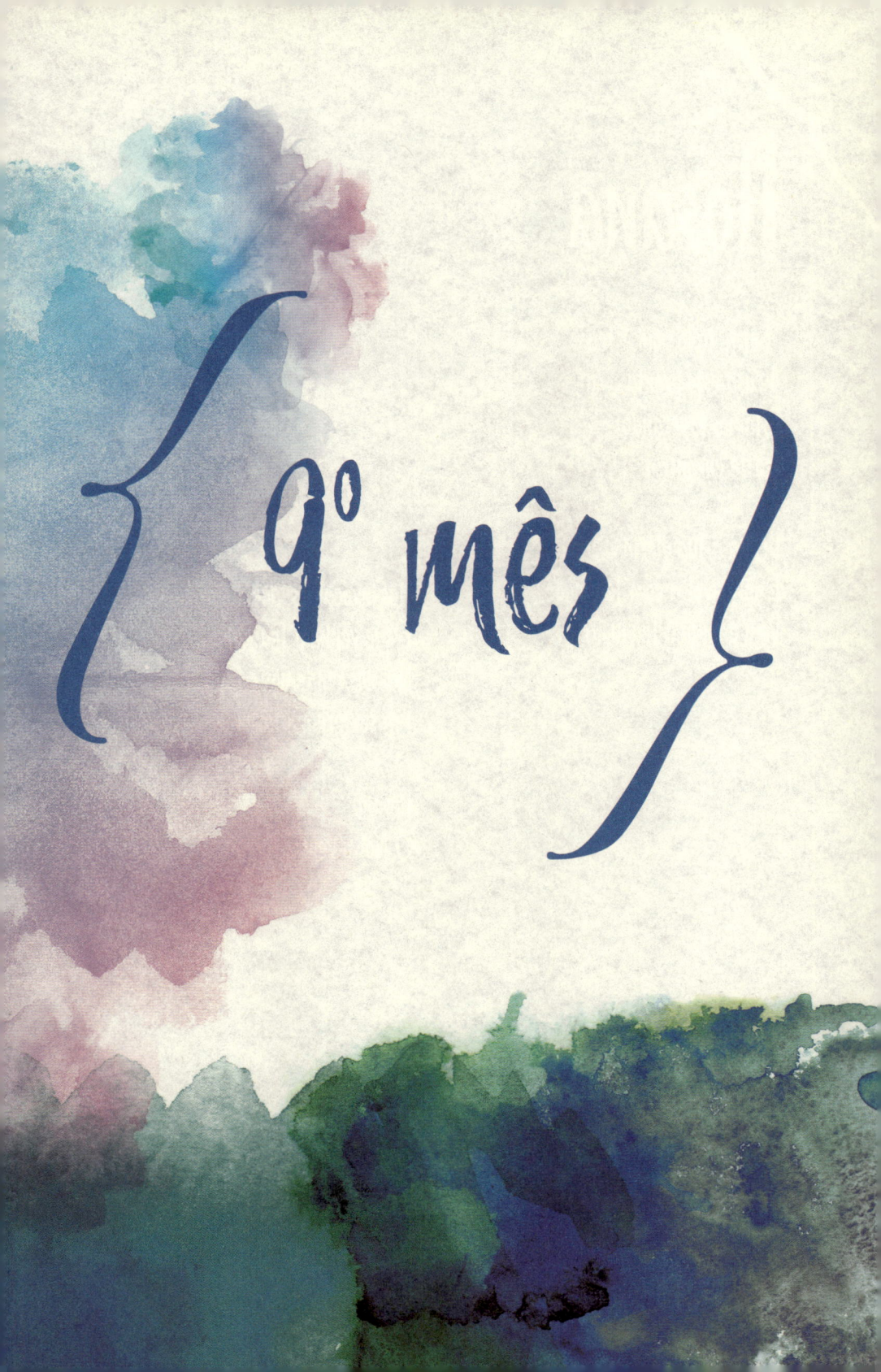

{ 9º mês }

Hosana

"Entra, tudo aqui é Teu
A casa está pronta
Estamos esperando
pra Te encontrar

Brilha a Tua glória
E nos envolva com Teu fogo
Vem e toma o Teu lugar

Nós invocamos: acende a chama
E que venha o Teu Reino
Nós nos rendemos e tudo entregamos
Pra sempre cantaremos

Hosana
O Noivo vem"

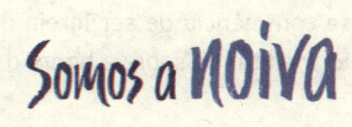

Somos a noiva

Na Bíblia, a Igreja é também chamada de noiva de Cristo, uma imagem usada tanto no Antigo como no Novo Testamento para descrever a união e comunhão de Deus com seu povo (2Coríntios 11:2; Efésios 5:25-27; Apocalipse 19:7; 21:2; 22:17). Como noiva, será que estamos nos preparando para o nosso noivo? Será que estamos esperando realmente por Ele? Ou será que queremos viver primeiro as nossas realizações? Uma certeza, como Igreja de Jesus, todos nós temos: o Noivo vem! E uma coisa que precisa crescer em nosso coração é amar SER noiva, amar estar esperando por Ele; isso não pode ser um peso ou medo, tem que ser sua alegria.

Ser noiva é muito especial. Estar noiva foi um dos momentos mais especiais da minha vida. É lindo, mas há também muitas responsabilidades, como escolher o local do casamento e o modelo do vestido, selecionar as músicas ideais para tocar na cerimônia, preparar a lista de convidados... Enfim, é muita coisa para pensar, e então é necessário parar para cuidar de todos esses detalhes.

Assim também é a nossa vida: precisamos do nosso tempo como noiva de Jesus para nos preparar para o grande dia. Ser noiva é muito especial, pois se preparar para alguém é incrível, além de ter um propósito maravilhoso nisso, tem um porquê.

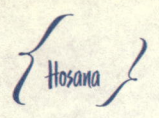

Eu amo, simplesmente amo, o som da Igreja, o som de tanta gente diferente cantando uma única canção de amor ao nosso amado Jesus. Quando ouço, respiro fundo e penso: "Jesus, você está ouvindo isso? Olha que lindo, nós Te amamos".

Então, é nessa consciência de ser Igreja que nós vamos mergulhar fundo neste capítulo, meditando sobre a honra de sermos Igreja.

O porquê

Já ouvimos bastante em nossos cultos que a Igreja somos NÓS e não o "prédio" em que estamos, pois Jesus nos amou e nos deu essa honra. Será que ainda não compreendemos o significado de ser Igreja? Sentimo-nos realmente parte desse corpo de Cristo? Entendemos qual é a nossa missão existencial?

Basta uma pesquisa na sua Bíblia de estudo e você vai descobrir que o termo "Igreja" tem sua origem num conceito lá do Antigo Testamento, relacionado especificamente à nação de Israel, através de termos como "chamar" (do hebraico *qahal*) e "encontrar-se ou reunir-se num lugar indicado" (do hebraico *edhah*), até revelar-se no Novo Testamento por meio do termo grego *ekklesia* (que significa "chamar para fora; convocar uma assembleia") com sua aplicação estrita à Igreja. Assim, a Igreja pode ser todo o corpo de cristãos em uma cidade (Atos 11:22; 13:1), uma congregação local (1Coríntios 14:19, 14:35; Romanos 16:5) ou todo o corpo de crentes na Terra (Efésios 5:32).

A natureza do termo expressa seu caráter multiforme, bem diversificado. A Igreja é visível, se revelando tanto como organismo (união ou comunhão dos membros), quanto como instituição ou organização formal, e, ao mesmo tempo, invisível, sendo "triunfante", "ideal e completa", formada por pessoas de "todas as terras".

Gosto de ler a passagem em que Jesus diz: "Eu sou a videira; vocês são os ramos [...]" (João 15:5). A videira está incompleta sem os ramos, e estes nada são se não receberem a vida que flui da videira. Se Jesus há de ser conhecido pelo mundo, é por meio daqueles que permanecem Nele, tomam o Seu nome e participam de Sua vida.

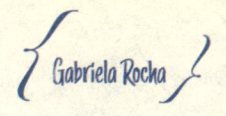
Como devemos
viver neste mundo?

Quem nunca deu uma topada, atingindo em cheio o dedo mindinho? Que dificuldade para andar, não é mesmo? Então, concluímos: como o menor dedo de todos, machucado, dá uma dor de cabeça gigantesca! É impressionante a conexão e interdependência de cada um dos membros, órgãos e nervos na formação e funcionamento do corpo humano. Assim é a Igreja, um organismo. Organismos são vivos e estão durante toda a vida se desenvolvendo. Isso implica a soma das partes envolvidas e ligadas entre si, e a relação mútua entre elas implica em uma relação do conjunto. Um complementa o outro para viver.

O corpo humano é um organismo porque é composto de muitos membros e órgãos animados por uma vida comum. O corpo humano é um, embora seja composto por milhões de células vivas. Da mesma maneira, o corpo de Cristo é um, ainda que composto por diversas pessoas nascidas de novo. Assim como o corpo humano é vivificado pela alma, da mesma maneira o corpo de Cristo é vivificado pelo Espírito Santo.

> "Ora, assim como o corpo é uma unidade, embora tenha muitos membros, e todos os membros, mesmo sendo muitos, formam um só corpo, assim também com respeito a Cristo. Pois em um só corpo todos nós fomos batizados em um único Espírito. [...]" (1Coríntios 12:12-13).

Então, um corpo implica unidade com a cabeça e com cada membro. Uma relação constante de submissão e comunhão. Um corpo não pode sair fazendo o que quer. Há a necessidade de direção, governo.

Com base nesse entendimento, é importante estarmos em comunhão na nossa igreja local e debaixo da cobertura espiritual de um pastor, sob sua liderança. Eu congrego na Igreja Batista da Lagoinha de Niterói (RJ), o

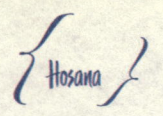

meu pastor é o Felippe Valadão. Como é bom sentar, ouvir e me alimentar da Palavra de Deus pregada por ele. O seu pastor está sendo inspirado por Deus para te dar alimento novo. Valorize isso, agradeça a Deus por isso.

Temos hoje a internet, que é um veículo maravilhoso – eu, por exemplo, assisto a muitas pregações pelo YouTube –, mas nada substitui a reunião como Igreja, como corpo de Cristo para ter comunhão e adorar Deus em unidade. O ambiente de um culto a Deus é algo precioso demais, único e grandioso.

Andar debaixo de autoridade espiritual é sinônimo de saúde. Claro que a nossa ideia de liderança espiritual não deve se confundir, em sua essência, com o mesmo conceito de governo humano.

Ao sermos chamados e consagrados não estamos, necessariamente, sendo promovidos ou subindo numa hierarquia como militar, por exemplo. Nossa relação com as autoridades espirituais deve ser pautada num convívio de respeito, serviço e amor cristão, na confiança em Deus de que aquela liderança foi chamada, capacitada e enviada pelo Dono da Igreja, que é Jesus.

Vejamos o objetivo de Deus ao levantar líderes no Seu Reino:

"E ele designou alguns para apóstolos, outros para profetas, outros para evangelistas, e outros para pastores e mestres, com o fim de preparar os santos para a obra do ministério, para que o corpo de Cristo seja edificado, até que todos alcancemos a unidade da fé e do conhecimento do Filho de Deus, e cheguemos à maturidade, atingindo a medida da plenitude de Cristo. O propósito é que não sejamos mais como crianças. [...]" (Efésios 4:11-14)

Somos REINO e temos que entender o propósito de Deus em tudo o que existe e acontece. Se Ele quis que existisse tudo isso, é porque Ele é bom e perfeito. A Sua liderança existe para mostrar muitas vezes aquilo que você não enxerga, até para chamar sua atenção, com a certeza de que lhe trará crescimento e responsabilidade.

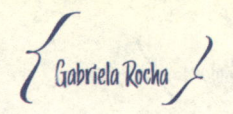
E quando a Igreja se une para adorar Deus e servir, o que acontece? Vidas são restauradas para a glória de Deus, famílias são reconstruídas, doentes emocionais são curados, e tudo isso reflete no bem-estar da comunidade local e da sociedade em geral. Fomos chamados para fazer a diferença e precisamos uns dos outros para servir.

Qual é a nossa missão?

Somos Igreja por um propósito, não por status! Estamos ali como corpo de Cristo para fazer a diferença! E como conjunto! Sim! Vejo, por exemplo, minha cidade, Niterói: é uma cidade de praia, com muitos jovens, e a nossa Igreja fica completamente lotada num domingo de manhã de muito sol. Quando todos esses jovens poderiam estar na praia, eles estão ali, e isso tem chamado atenção da nossa cidade, não porque somos perfeitos, já que não somos, mas porque somos apaixonados por Jesus e pregamos a Palavra de Deus! Então, a Igreja vai começar a fazer a diferença onde ela estiver quando todos ali estiverem focados inteiramente em Jesus e em ouvir a voz do Espírito Santo. Ele com certeza vai dar a você estratégias lindas para atingir a sua cidade com amor.

Estamos no Reino para servir, e isso é um ponto muito importante. Nós precisamos ter um coração de servo. Não importa a "posição" em que você esteja, não se esqueça de que Jesus não vê nada disso, não vê se você está com um microfone na mão ou com uma vassoura varrendo a igreja, mas vê o seu coração, se você está fazendo isso com excelência e dedicação.

Esteja disposto a servir sua Igreja, não sei como nem onde, mas pode ter certeza de que há uma maneira. Ame sua Igreja; seja a resposta, não a discórdia; plante amor, não murmurações.

Uma das características que se destacou na vida de Jesus foi a de ser servo. Os próprios profetas antigos (Isaías 42 e 53) já profetizavam essa característica de Jesus que seria notável no Seu modo de vida. Eles de-

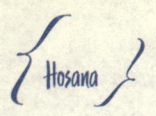

clararam: "[...] o Filho do homem, que não veio para ser servido, mas para servir e dar a sua vida em resgate por muitos" (Mateus 20:28) e afirmaram a mensagem apostólica, a exemplo de Paulo: "Seja a atitude de vocês a mesma de Cristo Jesus, que [...] esvaziou-se a Si mesmo, vindo a ser servo [...] humilhou-se a Si mesmo e foi obediente até a morte, e morte de cruz!" (Filipenses 2:5-8). Que exemplo! O Mestre, o Rei dos reis e Senhor dos senhores, o mesmo que lavou os pés dos discípulos (João 13:5), servindo.

Ministério é serviço, é ser usado por Deus para edificar o nosso próximo na área em que Jesus deseja nos usar, e não importa se é nos bastidores, o que importa é o amor e a motivação de servir e glorificar a Deus. Vamos repetir mais uma vez: qual foi o ministério de Jesus? Servir às pessoas.

E a grande missão da Igreja é ser como Jesus. Fazer o que Cristo fez, "[...] como Ele andou por toda parte fazendo o bem e curando todos os oprimidos pelo Diabo, porque Deus estava com Ele" (Atos 10:38). Afinal, "[...] neste mundo somos como Ele" (1João 4:17).

Cobra-se muito a utilidade social da Igreja apenas nos aspectos assistenciais (doações de roupas, cestas básicas, cursos profissionalizantes etc.). Isso também é importante, mas não podemos nos esquecer de um papel lindo da Igreja, que é restaurar famílias ao amor, à compreensão e à fidelidade. E quando um pai de família é liberto do alcoolismo e retoma sua integridade de homem da casa? E quando uma mulher vence a depressão e o medo, e rompe barreiras preconceituosas na sociedade? E quando um jovem vence as tentações da criminalidade e das drogas, e prossegue em seus estudos e avança em novas oportunidades no mercado de trabalho? Quem mensura isso? É a ação direta da Igreja de Cristo. Por meio do poder do Evangelho, do Espírito, do amor, da comunhão, do servir ao próximo. Somos "[...] geração eleita, sacerdócio real, nação santa, povo exclusivo de Deus, para anunciar as grandezas Daquele que os chamou das trevas para a sua maravilhosa luz" (1Pedro 2:9). Somos as suas "[...] testemunhas em Jerusalém, em toda a Judeia e Samaria, e até os confins da Terra" (Atos 1:8).

Nós somos esse povo, somos a Igreja, a NOIVA, somos UM. Não importa de qual denominação você faça parte, se você fala ou se veste de maneira

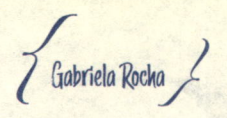

diferente. O importante é que amamos o mesmo Deus, e com a nossa língua e vida vamos dar a Ele nossa expressão de amor em palavras e atos.

"Se o Meu povo, que se chama pelo Meu nome, se humilhar e orar, buscar a Minha face e se afastar dos seus maus caminhos, dos Céus o ouvirei, perdoarei o seu pecado e sararei a sua terra." (2Crônicas 7:14)

"Não deixemos de reunir-nos como Igreja, segundo o costume de alguns, mas encorajemo-nos uns aos outros, ainda mais quando vocês veem que se aproxima o Dia." (Hebreus 10:25) Lembra-se a última vez que você orou pelo seu pastor? Pelo seu líder? Pelo corpo de Cristo? Gostaria que neste capítulo você pensasse um pouco sobre como está o seu relacionamento com sua igreja local, o organismo vivo, e como você tem se doado a ela para alcançar vidas.

{ Calendário }

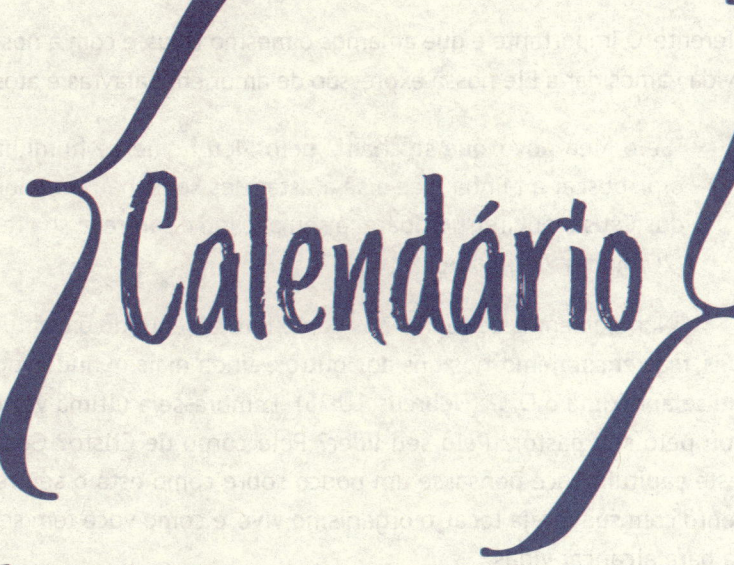

Atividades para viver com Jesus todos os dias

Aqui vão algumas dicas especiais:

• Lembre-se de orar pelos seus pastores e líderes.

• Tenha o hábito de anotar as mensagens bíblicas que você ouve o seu pastor pregar no templo.

• Envolva-se em um serviço da sua Igreja como voluntário. Ore e peça direção ao Senhor.

• Se por algum motivo você está distante da sua igreja local e não está congregando, tome a decisão hoje de buscar ajuda e procurar uma igreja para congregar.

Escreva no espaço a seguir as suas experiências com Ele nesses dias.

Segunda-Feira	Terça-Feira	Quarta-Feira	Quinta-Feira
Dia	Dia	Dia	Dia
Dia	Dia	Dia	Dia
Dia	Dia	Dia	Dia
Dia	Dia	Dia	Dia
Dia	Dia	Dia	Dia

Sexta-Feira	Sábado	Domingo	Minhas experiências
Dia	Dia	Dia	
Dia	Dia	Dia	
Dia	Dia	Dia	
Dia	Dia	Dia	
Dia	Dia	Dia	

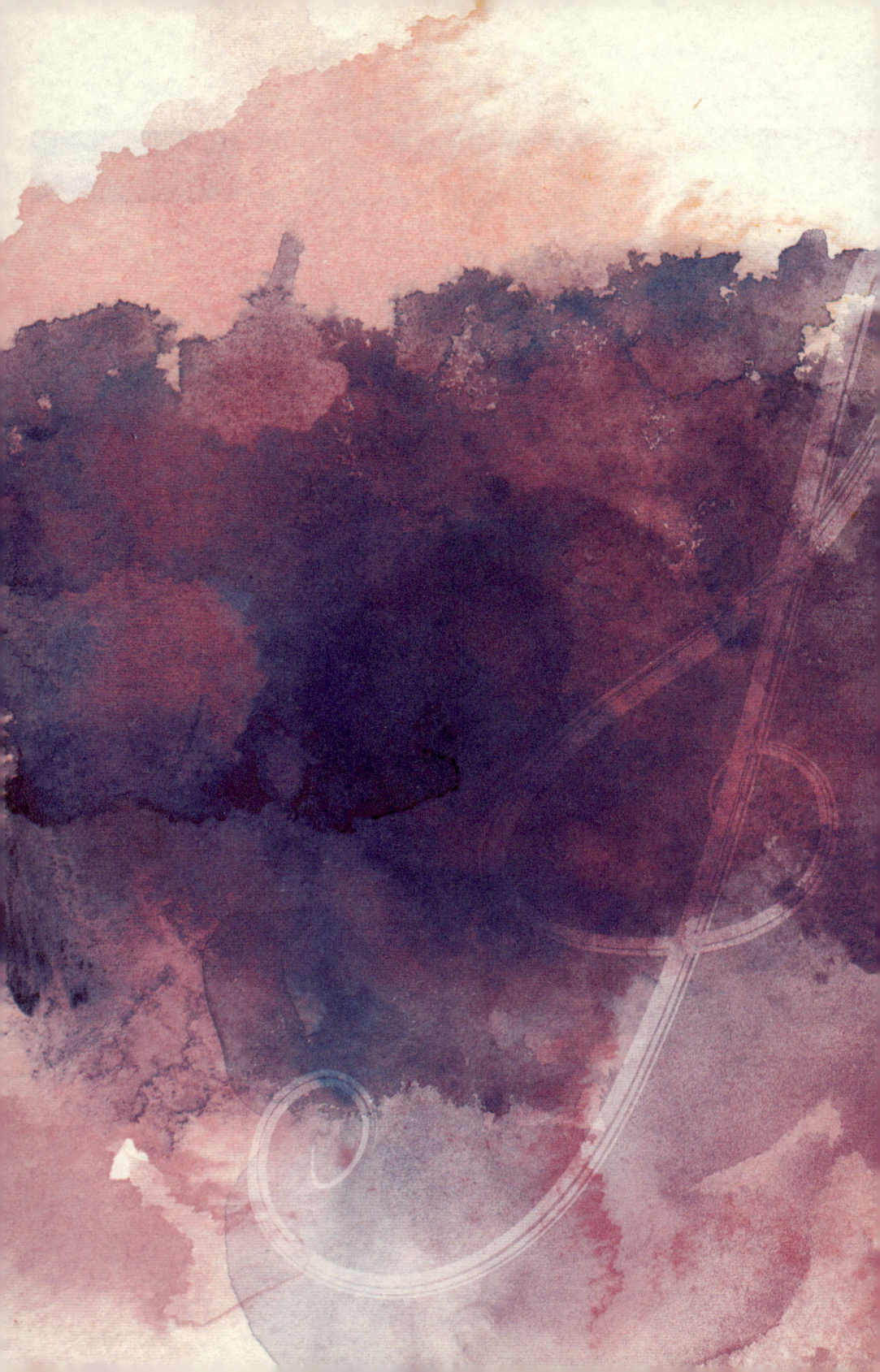

{ 10º mês }

Leão

"Abram as portas
Para que entre o Rei
Entre o Rei

O invencível
Senhor das guerras, Jesus
Seu nome é Jesus

Já posso ouvir o Seu rugido aqui
Em Teu nome os gigantes cairão
Já posso ouvir o Seu rugido aqui

Meu Deus é o leão
Da tribo de Judá
A morte não venceu
Ele é o Rei
Ele é o Rei

Ouço Seus passos
Sim, Ele vem
Clamo o Seu nome
Não temerei
Sinto o Seu fogo
Queimando aqui
O Rei chegou
O Rei chegou"

A batalha espiritual é real!

Quem nunca ficou vidrado no olhar de um leão? Ele sempre nos passa força, liderança e um olhar de VENCEDOR. Realmente fala da grandeza e força do Rei. Não consigo olhar para um leão e não enxergar Jesus, o nosso campeão, o leão da tribo de Judá, aquele "[...] que [nos] chamou das trevas para a sua maravilhosa luz" (1Pedro 2:9). Esse Deus poderoso que "[...] nos resgatou do domínio das trevas e nos transportou para o Reino do seu Filho amado" (Colossenses 1:13).

Neste capítulo, quero falar com você sobre as GUERRAS! Sim! Porque vamos passar por elas e, aí, o que faremos?

Vamos relembrar uma guerra clássica: Davi e Golias. O improvável *versus* o óbvio. Davi, um menino, pequeno, um simples pastor que cuidava do pasto de seu pai, e Golias, grande, guerreiro experiente, forte e, obviamente, o provável vencedor. No entanto, numa guerra, nem sempre ganham os mais fortes, mas aqueles que têm grandes estratégias. Ao mesmo tempo, não podemos contar apenas com a nossa força e a nossa inteligência. Não tem como entrar numa batalha sem um líder, sem uma palavra de direcionamento; então, como guerrear suas batalhas sem as estratégias de Jesus?

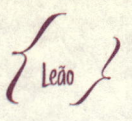

O primeiro pensamento sobre ir à guerra espiritual é: em nome de quem você está batalhando?

"Os filisteus juntaram suas forças para a guerra. [...]" (1Samuel 17:1) Assim começa um dos relatos mais conhecidos sobre as histórias de guerras da humanidade: o confronto entre Davi e o gigante Golias. Essa história marcante de que eu gosto tanto inspirou livros, quadros, músicas e filmes. E por que será que ela nos atrai tanto? Porque fala de luta, batalha, guerra e tem situações únicas. Ela nos emociona, principalmente, porque o bem vence o mal. E, melhor ainda, o fraco derrota o forte, o pequeno vence o gigante. Mas não podemos achar que aquilo foi a guerra pela guerra. Que teria Davi acordado naquela manhã e dito: "Hoje estou a fim de detonar uns filisteus e arrancar a cabeça de um gigante abusado!". Calma aí, não foi isso, não. Deus havia dado a terra de Canaã aos israelitas porque os povos cananeus (entre eles, os filisteus) eram violentos, sanguinários, idólatras, profanos e imorais. Então, Deus decidiu que os destruiria diante do povo de Israel (Deuteronômio 31:3). Portanto, a cena que estamos presenciando em 1Samuel 17 é uma dessas batalhas de uma guerra maior. E mais: veremos que essas batalhas do Antigo Testamento eram apenas metáforas para as batalhas espirituais que nós, a Igreja de Cristo, enfrentaremos até a consumação dos séculos.

Davi não está representando somente sua família, sua tribo ou seu povo de Israel, mas, proficamente, todo o povo de Deus. Por isso Jesus é o leão da tribo de Judá (linhagem real de Davi), lembra-se? Por essa razão, o pequeno pastor foi com confiança contra o inimigo:

"[...] Você vem contra mim com espada, com lança e com dardos mas eu vou contra você em nome do Senhor dos Exércitos, o Deus dos exércitos de Israel, a quem você desafiou. Hoje mesmo o Senhor o entregará nas minhas mãos [...] e toda a Terra saberá

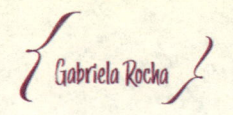
que há Deus em Israel. Todos os que estão aqui saberão que não é por espada ou por lança que o Senhor concede vitória; pois a batalha é do Senhor, e Ele entregará todos vocês em nossas mãos." (1Samuel 17:45-47)

Reconheça que você está ali, num campo de guerra espiritual, mas Jesus é quem vai à sua frente, é Ele quem o direciona, é Ele quem dá as estratégias. "[...] Se Deus é por nós quem será contra nós?" (Romanos 8:31)

O gigante pode até se levantar, mas será apenas para cair. Você crê nisso? É necessário sair do controle, se desfazer da autoconfiança, não fazer do nosso jeito. Até porque Deus sempre sai do óbvio. Quando parecer loucura, Ele virá e você vencerá! Assim como Davi, que chegou com algumas pedrinhas para derrubar um gigante. A força dele não estava nas pedras, porém em Deus, e por isso ele venceu, porque foi com toda a confiança, sabendo o que Deus poderia fazer e não ele. Você está debaixo de uma liderança: Jesus; então, deixa Ele lhe dizer o que fazer, como agir com essa situação que o afronta. Cante como Davi: "Ele é o Deus que me reveste de força e torna perfeito o meu caminho. Torna os meus pés ágeis como os da corça, sustenta-me firme nas alturas. Ele treina as minhas mãos para a batalha [...]" (Salmos 18:32-34). Aleluia!

Segundo pensamento: se é batalha espiritual, a oração é a nossa arma de guerra

Pelo poder que há Naquele que ouve a nossa oração, Jesus, vencemos o mal de joelhos no chão, orando e clamando por Ele. Lembre-se: você ora a Deus e Ele opera Seu poder em favor de Sua Igreja. O mundo espiritual é tão real quanto o físico, creia nisso. Uma grande lição sobre isso é o filme *Quarto de guerra* (se você ainda não viu, vale muito a pena), em que as batalhas da protagonista são vencidas não pelas suas forças humanas, mas por Aquele que é por ela – e por você!

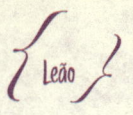

Mais uma vez lhe pergunto: como tem sido a sua vida de oração? Oração é um poder espiritual com o qual você declara a Palavra de Deus e o sobrenatural acontece. É como profetizar sobre o vale de ossos secos quando o profeta clamou ao Espírito para soprar sobre aqueles cadáveres (Ezequiel 37).

Assim como vimos no capítulo anterior, o Espírito Santo nos dá poder de Deus para vencermos nossas guerras. No meio comum, se diz: "Enquanto há vida, há esperança". Mas, no Reino de Deus, se diz: "[...] ainda que morra, viverá!" (João 11:25). Fale a Palavra para que haja cura onde não há vida, onde não há mais esperança a olhos humanos. Onde os diagnósticos humanos são contrários. Onde as probabilidades são improváveis. Experimente o milagre através do poder da oração.

Novamente, voltemos às batalhas do povo de Israel. Quero destacar uma em que o poder da oração foi determinante para a vitória do povo de Deus. Israel tinha acabado de sair do Egito e atravessado o Mar Vermelho. "Sucedeu que os amalequitas vieram atacar os israelitas em Refidim." (Êxodo 17:8) Seria moleza para Israel? Improvável! O povo era hábil em batalhas? Que nada! Era um monte de homens, mulheres e crianças, de origem escrava, e as "armas" a que estavam acostumados eram, no máximo, pás e enxadas. E qual era a estratégia de Moisés? "[...] Disse a Josué: 'Escolha alguns dos nossos homens e lute contra os amalequitas. Amanhã tomarei posição no alto da colina, com a vara de Deus em minhas mãos'." (Êxodo 17:9) Que líder, hein! Você vai para o campo de batalha enfrentar um inimigo militarmente superior a seu exército, e seu comandante diz: "Vou interceder a Deus por vocês!". Politicamente incorreto, mas espiritualmente coerente e eficaz: "Enquanto Moisés mantinha as mãos erguidas, os israelitas venciam; quando, porém, as abaixava, os amalequitas venciam." (Êxodo 17:11) Não é que deu certo? Mas não foi sorte ou acaso, foi Deus, providência divina, ação direta e proposital do "eu sou". Aquele que diz: "[...] Agindo eu, quem pode desfazer?" (Isaías 43:13).

Ele é Deus do impossível e continua sendo invencível. Vença as suas batalhas de joelhos dobrados! Peça ao Senhor estratégias para você derrotar seu inimigo.

Outro exemplo surreal de batalha espiritual vencida no poder da oração é o do profeta Daniel. Ele estava cativo, juntamente com seu povo, na

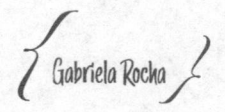

Babilônia. Ele precisava muito saber por quanto tempo esta vergonhosa situação afligiria o seu povo e quando haveria a restauração de sua nação. Ele "[...] recebeu uma revelação. A mensagem era verdadeira e falava de uma grande guerra [...]" (Daniel 10:1). Ele passou três semanas em jejum e oração. Parecia que Deus não havia ouvido o seu clamor. Parecia que o Céu não havia recebido seu sacrifício. Parecia, apenas parecia... O segredo veio à tona, então:

> "[...] 'Não tenha medo, Daniel. Desde o primeiro dia em que você decidiu buscar entendimento e humilhar-se diante do seu Deus, suas palavras foram ouvidas, e eu vim em resposta a elas. Mas o príncipe do reino da Pérsia me resistiu vinte e um dias. Então Miguel, um dos príncipes supremos, veio em minha ajuda. [...]'" (Daniel 10:12-13)

Sabe o que aconteceu? Daniel recebeu toda a revelação, o conhecimento e a direção a respeito do que aconteceria com o seu povo, e foi encorajado a seguir o seu caminho até o fim.

Persevere! Não desista de orar! Bata, bata. Peça, peça. Busque, busque. Dependa de Deus, pois a batalha é do Senhor!

Terceiro pensamento: vença suas guerras interiores!

Lembra-se do famoso "cavalo de Troia"? Hoje, essa expressão é inclusive utilizada para identificar os vírus cibernéticos. Pois é, o que isso quer dizer para nós é que o nosso adversário, Satanás, sabe que a sabotagem é uma estratégia de guerra eficaz. Ele sabe que não será bem-sucedido atacando a Igreja de Cristo de frente, como em outros momentos da história. Então, procura infiltrar espiões, vírus, e nos destruir por dentro, internamente. Setas malignas, tentações e circunstâncias que vão minando nossas forças, paralisando nossa fé.

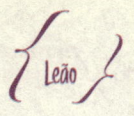

No início da era cristã, lá nos tempos da igreja primitiva, um jovem obreiro chamado Timóteo tinha como "mentor" o apóstolo Paulo. Timóteo estava batalhando sozinho em seu primeiro campo de guerra espiritual ministerial: Éfeso, um local que era o ícone da cultura grega. Muitos desprezavam Timóteo por ser muito jovem, inexperiente, além de sofrer um quadro de enfermidades estomacais constantes. Paulo estava preso por causa das perseguições que sofria por pregar o Evangelho de Jesus. Mesmo assim, escreveu ao inexperiente pastor uma palavra de ânimo:

> "Portanto, você, meu filho, fortifique-se na graça que há em Cristo Jesus. [...] Suporte comigo os sofrimentos, como bom soldado de Cristo Jesus. Nenhum soldado se deixa envolver pelos negócios da vida civil, já que deseja agradar àquele que o alistou." (2Timóteo 2:1-4)

O que Paulo quis dizer? Timóteo, quem o recrutou e chamou foi Jesus. Ele é o general que tem a informação sobre os propósitos dessa guerra e a visão estratégica para vencê-la. A batalha é de Jesus! Busque força Nele. Peça ajuda a Ele! O inimigo de nossas almas estava tentando paralisar o ministério de Timóteo, por isso, Paulo o exorta: "[...] torno a lembrar-lhe de que mantenha viva a chama do dom de Deus que está em você mediante a imposição das minhas mãos. Pois Deus não nos deu espírito de covardia, mas de poder, de amor e de equilíbrio" (2Timóteo 1:6-7).

Em outro episódio daquela época, Paulo havia dito aos crentes em Coríntios: "Quem serve como soldado às suas próprias custas? [...]" (1Coríntios 9:7). Ai de mim se não pregar o Evangelho! Essa causa é Dele, do Senhor que me alistou para esta batalha.

Imagino Paulo ainda preso em Éfeso, observando um guarda, junto à porta do calabouço, com suas roupas e acessórios de trabalho, e o Espírito Santo o inspirando:

> "Finalmente, fortaleçam-se no Senhor e no seu forte poder. Vistam toda a ARMADURA DE DEUS, para poderem ficar firmes contra as ciladas do Diabo, pois a nossa luta não é contra pessoas,

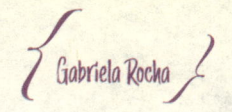

mas contra os poderes e autoridades, contra os dominadores deste mundo de trevas, contra as forças espirituais do mal nas regiões celestiais. Por isso, vistam toda a armadura de Deus, para que possam resistir no dia mau e permanecer inabaláveis, depois de terem feito tudo. Assim, mantenham-se firmes, cingindo-se com o cinto da verdade, vestindo a couraça da justiça e tendo os pés calçados com a prontidão do Evangelho da paz. Além disso, usem o escudo da fé, com o qual vocês poderão apagar todas as setas inflamadas do Maligno. Usem o capacete da salvação e a espada do Espírito, que é a Palavra de Deus. Orem no Espírito em todas as ocasiões, com toda oração e súplica; tendo isso em men-te, estejam atentos e perseverem na oração por todos os santos." (Efésios 6:10-18)

Vença as suas guerras interiores, diariamente, sendo sincero diante de Deus, obedecendo, agindo de acordo com o que a Bíblia nos ensina, acreditando no poder de Deus, guardando a sua mente e as suas emoções do mal e se alimentando da Bíblia todos os dias. Não existe maldição sem causa. O que alimenta Satanás é o pecado, portanto, feche as brechas. A adoração a Deus também é uma poderosa arma para vencer as guerras interiores. Deus é poderoso!

Seja transformado pela renovação do seu entendimento (Romanos 12:1-3). A Palavra de Deus transforma quem O busca, estuda a Palavra, se esforça para praticar com constância e se afastar do mal. Não foi sem re-núncia pessoal, sem santificação, sem fé, sem esforço extremo que Paulo deu seu brado de vitória final: "Combati o bom combate, terminei a corrida, guardei a fé. Agora me está reservada a coroa da justiça, que o Senhor, justo Juiz, me dará naquele dia; e não somente a mim, mas também a todos os que amam a Sua vinda" (2Timóteo 4:7-8).

Batalhas espirituais existem para forjar o nosso caráter em Deus, para dependermos cada vez mais Dele. A sua vida é preciosa para Jesus. Pois isso, viva os seus dias de tal forma que alcance um coração sábio (Salmos 90:12). E não esqueça que você jamais está sozinho, Ele vai na sua frente sempre e tem um projeto maravilhoso para a sua vida!

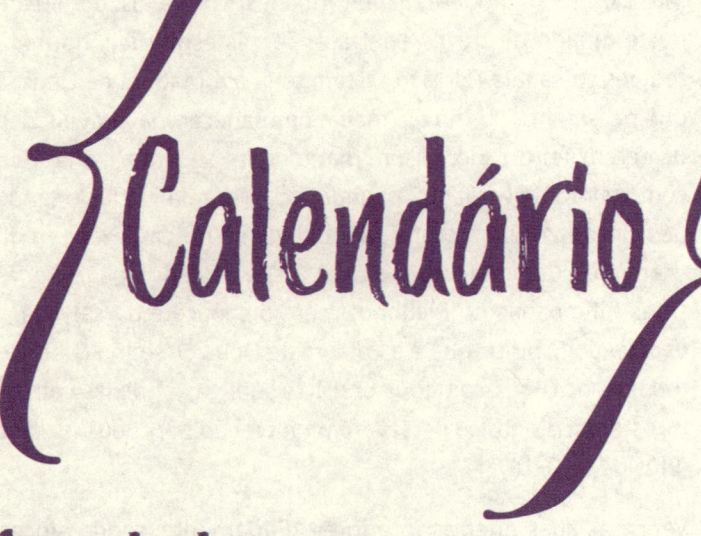

{ Calendário }

Atividades para viver com Jesus todos os dias

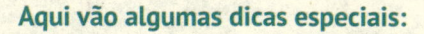

Aqui vão algumas dicas especiais:

- Vença as batalhas espirituais da vida com os joelhos dobrados em oração. Ore revestindo-se das armaduras espirituais (Efésios 6:10-18).

- Peça a Deus estratégias para lidar com essas batalhas. Fale somente com quem Deus direciona a você. A sua confiança deve estar em Deus.

- Busque ajuda em oração com intercessores da sua Igreja.

Escreva no espaço a seguir as suas experiências com Ele nesses dias.

Segunda-Feira	Terça-Feira	Quarta-Feira	Quinta-Feira
Dia	Dia	Dia	Dia
Dia	Dia	Dia	Dia
Dia	Dia	Dia	Dia
Dia	Dia	Dia	Dia
Dia	Dia	Dia	Dia

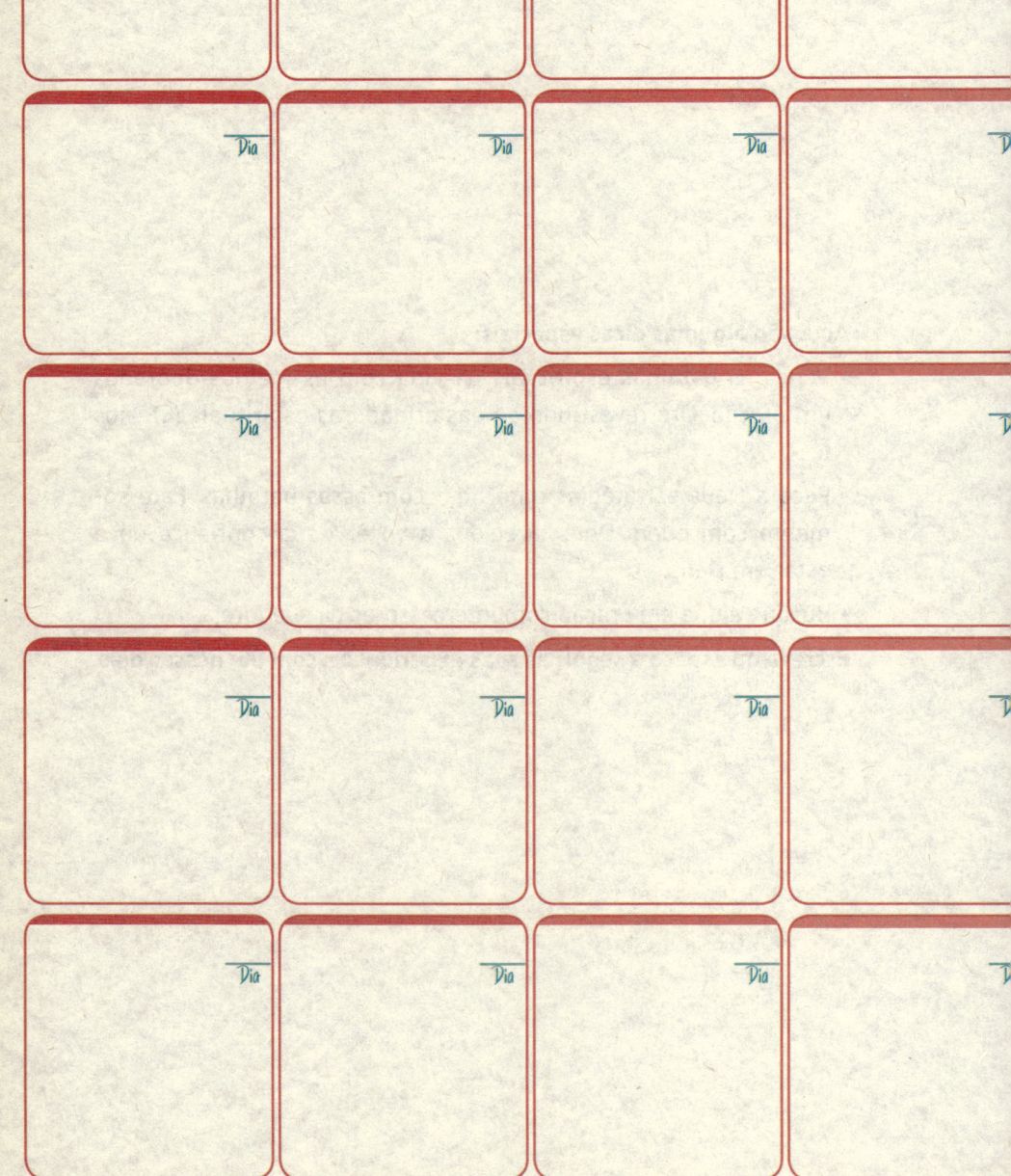

Dia	Dia	Dia
Dia	Dia	Dia
Dia	Dia	Dia
Dia	Dia	Dia
Dia	Dia	Dia

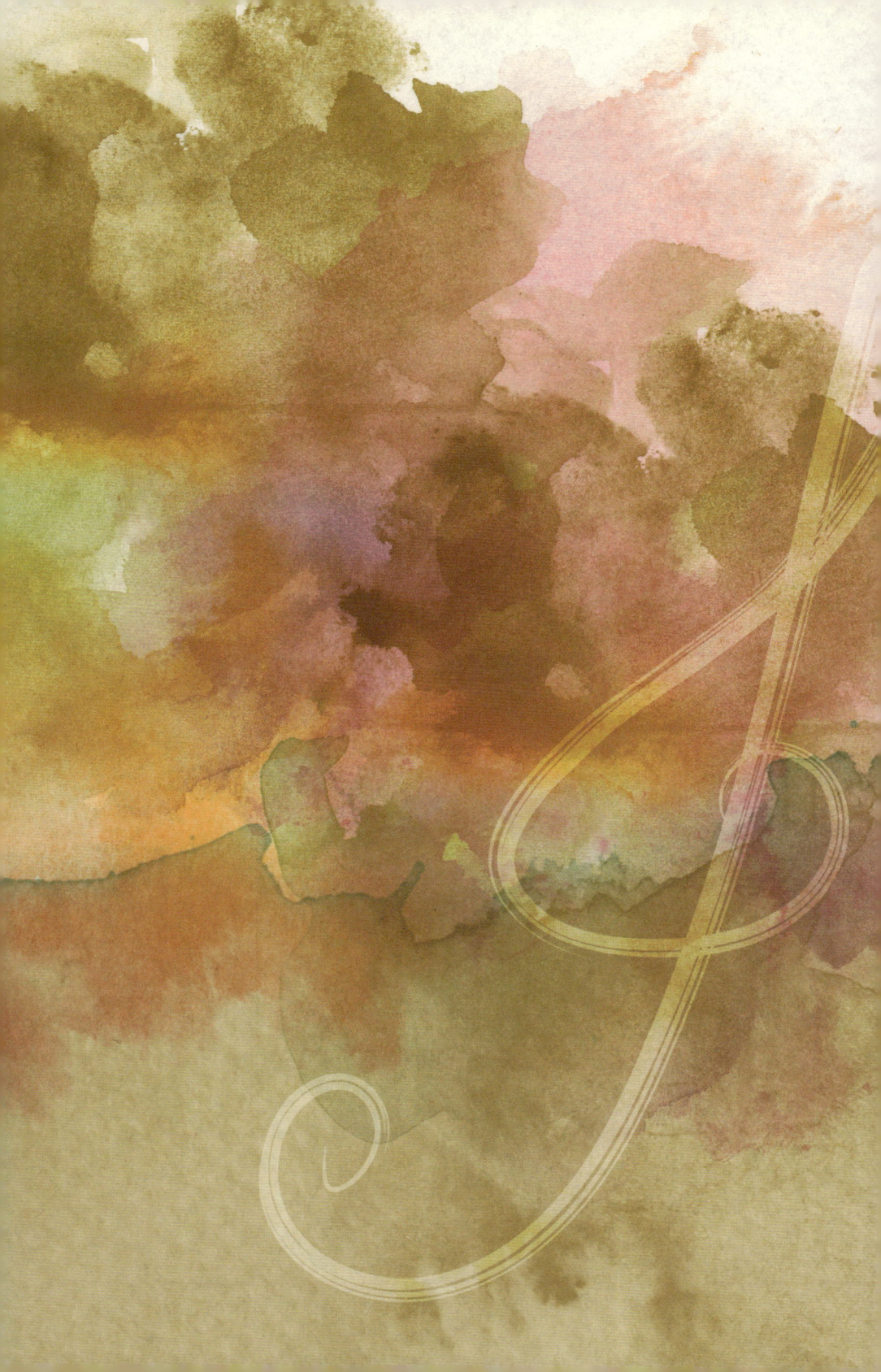

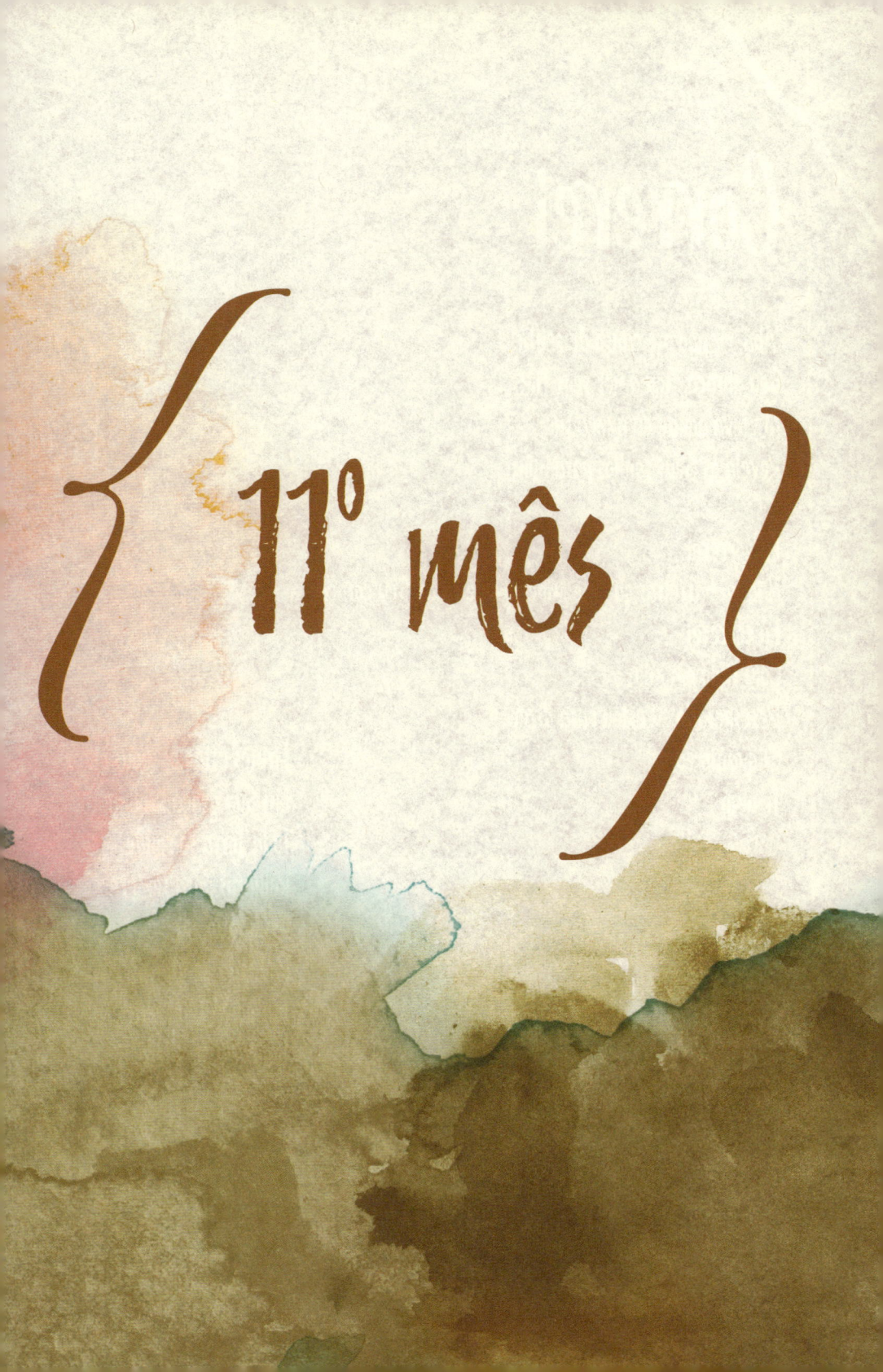

{ 11º mês }

Correrei

"Aba, eu não me canso de sentir
Seu abraço, Seu amor sem-fim
Me leva aonde eu nunca fui
Revela os Seus sonhos para mim

Eu correrei
Não há barreiras que me impeçam de tocar Seu coração
Eu correrei
Com tudo em mim
Desesperado eu estou para dizer
O quanto eu
Te amo

Firmes estão os meus olhos
Em Sua graça sublime
Toda Terra se rende
Reinarás para sempre
Assentado em Seu trono
Rodeado de glória
Tua noiva Te espera
Todo Céu Te adora"

Eu correrei!

Vamos falar um pouco sobre adoração? E sim, sua vida tem que ser uma adoração a Deus. Sou suspeita para falar, mas essa ocasião é perfeita! E a primeira coisa que eu gostaria de plantar no seu coração é que esse momento não tem a ver com você, mas sim com Ele.

Há um texto bíblico que eu amo e fala exatamente dessa vida de adoração a Deus: "Assim, quer vocês comam, bebam ou façam qualquer outra coisa, façam tudo para a glória de Deus" (1Coríntios 10:31). É isso que precisamos fazer para viver uma vida de adoração a Deus – dar glória ao Seu nome em tudo que fizermos.

De uma forma geral, sabemos que o ato de adorar é prestar culto a uma divindade e, quando não se trata de Jesus, essa adoração a falsos deuses torna-se um ato de idolatria, ou seja, prestar adoração a deuses estranhos. Idolatria também pode ser dar o trono do nosso coração a uma pessoa, a bens materiais, ao dinheiro, a posição social, a atividades ou a qualquer outra coisa que seja prioridade na sua vida no lugar de Deus.

Neste capítulo, gostaria de falar sobre aquele momento em que nos juntamos e, por meio da música, adoramos o único e soberano Deus. Assim como os seres viventes, nos Céus, O adoram "[...] dia e noite repetem sem cessar: 'Santo, santo, santo é o Senhor, o Deus Todo-Poderoso, que era, que é e que há de vir'" (Apocalipse 4:8).

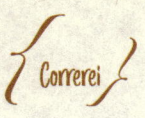

Entrega

Não há como adorar com intensidade e sinceridade e se preocupar ao mesmo tempo com seus problemas, nem pensar em si ou se alguém vai elogiá-lo por ser um adorador. A adoração é uma entrega total de mente e coração. É óbvio que a adoração não se trata meramente de lábios se mexendo, mas de corações rendidos ao Rei. Então, você precisa parar, orar e dizer: "Senhor, não está sendo fácil meu dia, mas estou aqui e vim Te adorar". E naquele momento você entrega tudo a Ele e O adora, em espírito e em verdade. Não é que o seu problema vá diminuir enquanto você adora, mas a sua visão sobre DEUS vai aumentar e a sua fé também!

Sabe onde está o erro? Está em olhar para os nossos problemas e focar neles, sendo que a Palavra diz: "Levanto os meus olhos para os montes e pergunto: de onde me vem o socorro? O meu socorro vem do Senhor, que fez os Céus e a Terra!" (Salmos 121:1-2). Você está esperando respostas de onde? Levante seus olhos, olhe para Jesus e O adore, simplesmente adore, e sinta a grandeza Dele encher você. Reconheça quão grande Ele é.

A adoração nos traz a consciência de que somos pequenos e nosso Rei pode fazer aquilo que não alcançamos. O momento da adoração na Igreja não é o momento de você ser mero espectador, como quem vai para o cinema ver alguém fazer alguma coisa. Neste caso, você pode rir ou até chorar vendo aqueles personagens, mas está apenas assistindo. A adoração não é isso. Jesus não o libertou para você assistir a alguém cantando; você nasceu para ser um adorador. E a adoração tem que fluir de dentro de você, que faz parte de uma voz apaixonada por Jesus. Então, não entre na presença de Deus para ver alguém adorando e entre na presença Dele pronto para tocar o Seu coração, com gratidão, com expectativas.

A entrega é deixar o seu "eu" para trás, é estar ali totalmente rendido, a Jesus. Estar ali por Ele, não por alguém. Estar ali para vê-Lo, não para ser visto pelas pessoas, a adoração é Dele e para Ele! Muitas coisas tentarão distrair você, talvez as pessoas ao seu redor, talvez o que você fez de errado naquele dia, talvez um cantor ou cantora que você esteja ouvindo pela

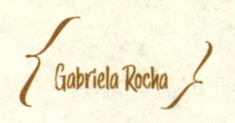

primeira vez. Mas deixa dizer algo para que você nunca mais se esqueça: esse momento é do REI, de mais ninguém. Coisas sobrenaturais acontecem e acontecerão quando você focar totalmente em Deus, quando O adorar em espírito e em verdade, quando você se desligar do mundo e se render, por completo, de verdade.

Um dos segredos dos verdadeiros adoradores que adoram o Pai em espírito e em verdade é ter um relacionamento diário com Deus, como falamos no capítulo 3, "Lugar secreto". No templo, a sua sinceridade e intensidade em adorar Deus vão refletir a sua comunhão íntima em casa, no dia a dia. Não adianta forçar, é notável uma vida que realmente conhece esse momento e sabe do poder, da força, da honra, da glória e da reverência mais que merecida que damos a Deus em adoração. Não perca as oportunidades, seja um discípulo de Jesus que O adora de verdade e O ama de todo coração, com todo o entendimento e todas as forças (Marcos 12:33).

Na Bíblia, vemos que a adoração está ligada a oferecer o seu melhor, e temos o exemplo do primeiro grande adorador: "Pela fé, Abel ofereceu a Deus um sacrifício superior ao de Caim. Pela fé ele foi reconhecido como justo, quando Deus aprovou as suas ofertas. Embora esteja morto, por meio da fé ainda fala" (Hebreus 11:4). Ofereça o seu melhor. Destaque-se naquilo que você oferta a Deus: seja o seu tempo, louvor, culto, serviço, finanças, trabalho etc. Não para competir com o seu irmão, mas para agradar ao Pai, porque, afinal, o que Ele vê são as nossas motivações.

O instrumento da sua adoração não precisa, necessariamente, ser um objeto ou algo à parte de seu ser. Sua maior oferta a Deus é sua vida, como afirmei a você no início desta reflexão. Então, o seu louvor a Deus precisa externar a entrega pessoal de todo o seu ser e o seu querer ao nosso amado Jesus, a exemplo Dele próprio, do nosso lindo Jesus que, quando veio ao mundo, disse: "[...] 'Sacrifício e oferta não quiseste, mas um corpo me preparaste; de holocaustos e ofertas pelo pecado não te agradaste'. Então eu disse: Aqui estou, no livro está escrito a meu respeito; vim para fazer a Tua vontade, ó Deus" (Hebreus 10:5-7).

"Por meio de Jesus, portanto, ofereçamos continuamente a Deus um sacrifício de louvor, que é fruto de lábios que confessam o Seu nome"

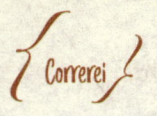

(Hebreus 13:15). Por isso, vamos adorá-Lo como se Ele fosse voltar naquele momento, vamos nos entregar sem reservas, vamos parar de nos distrair e experimentar essa porção diária e transbordante que Jesus tem para nós.

Por que reconhecer que
precisamos adorar Deus?

Adoração é a única coisa que Deus não pode dar a si mesmo, porque sempre é preciso adorar algo maior, e não existe nada maior do que Ele. Então, quando estamos aqui na Terra e levantamos as nossas mãos O adorando, reconhecemos que não somos nada e que Ele é maior que todas as coisas. Por isso Ele busca adoradores!

Foi o que Jesus deixou bem claro na breve conversa com uma mulher samaritana, na qual vemos sete variações do verbo "adorar" (destacadas por mim) e três repetições do substantivo "adoradores", como segue:

"Disse a mulher: '[...] Nossos antepassados adoravam neste monte, mas vocês, judeus, dizem que Jerusalém é o lugar onde se deve adorar'. Jesus declarou: 'Creia em mim, mulher: está próxima a hora em que vocês não adorarão o Pai nem neste monte, nem em Jerusalém. Vocês, samaritanos, adoram o que não conhecem; nós adoramos o que conhecemos, pois a salvação vem dos judeus. No entanto, está chegando a hora, e de fato já chegou, em que os verdadeiros adoradores adorarão o Pai em espírito e em verdade. São estes os adoradores que o Pai procura. Deus é Espírito, e é necessário que os seus adoradores O adorem em espírito e em verdade." (João 4:19-24)

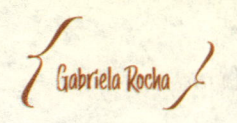
Entendeu o recado? Não há um til nem uma vírgula na Bíblia que não tenham um propósito! Será que Ele pode encontrá-lo hoje? E você vai entregar a Ele uma adoração profunda?

O propósito de nossa existência deixa claro que fomos feitos para glorificar ao nosso Criador, para adorá-Lo. A Palavra de Deus nos diz: "Todo o que é chamado pelo Meu nome, a quem criei para Minha glória, a quem formei e fiz [...] plantio do Senhor para manifestação da Sua glória" (Isaías 43:7; 61:3). E ainda: "[...] Deus nos escolheu Nele antes da criação do mundo [...] para o louvor da Sua gloriosa graça [...]" (Efésios 1:4-6).

Que lindo! Como esse amor é constrangedor! Pare um momento esta leitura, feche seus olhos e diga: "Ei, Jesus, eu vim Te adorar..." e adore, sinta Jesus onde você estiver.

Assim como o nosso Deus é santidade, bondade, misericórdia, justiça e amor, o Diabo é mau caráter e nada o torna digno de adoração, portanto, oferece barganhas em troca de adoração. Mas Jesus não se vendeu nem cedeu à tentação e "[...] lhe disse: 'Retire-se, Satanás! Pois está escrito: "Adore o Senhor, seu Deus, e só a Ele preste culto"'" (Mateus 4:10). Aleluia! Você também vencerá qualquer tentação que tire seu foco da adoração a Deus. Então: "Aclamem o Senhor todos os habitantes da Terra. Prestem culto ao Senhor com alegria; entrem na Sua presença com cânticos alegres. Reconheçam que Ele é o nosso Deus. Ele nos fez e somos Dele: somos o Seu povo, e rebanho do seu pastoreio" (Salmos 100:1-3).

O poder da adoração

Quando você está ali, já rendido, fluindo em adoração, não faz ideia do que isso causa no mundo espiritual. Cadeias são quebradas e coisas no mundo espiritual acontecem, porque você está ali, no lugar certo, em adoração. Você está ali mesmo com os seus problemas. Está ali mesmo com os seus erros. Você está ali não por si mesmo, mas por Ele. Então algo acontece! Existe um som que quebra cadeias!

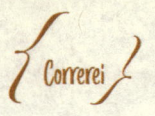

Em Atos 16, nos é relatado que Paulo e Silas estavam na cidade de Filipos,* quando apanharam muito com açoites e foram lançados na prisão, por causa do Evangelho de Jesus. Foram colocados num cárcere, uma prisão de segurança máxima, digamos assim, e amarrados no tronco pelos pés. E, em vez de choramingarem, murmurarem, a essência de adorador inundou a alma daqueles dois missionários:

> "Por volta da meia-noite, Paulo e Silas estavam orando e cantando hinos a Deus; os outros presos os ouviam. De repente, houve um terremoto tão violento que os alicerces da prisão foram abalados. Imediatamente todas as portas se abriram, e as correntes de todos se soltaram." (Atos 16:25-26)

Libertação e salvação num lugar tenebroso e desesperador. Mas o poder de Deus chegou onde houve adoração! Glória a Deus! Que tremendo! É assim que Deus faz ainda nos dias de hoje.

Nunca mais se esqueça disto: não dê a adoração que é de Jesus a ninguém nem a nenhuma outra coisa. Tudo passa, todos erram e ninguém é digno como nosso Senhor; foque sempre Nele, que Ele nunca vai decepcionar você.

Uma vez eu estava conversando com o Juliano Son sobre como muitos dos grandes artistas americanos morreram de uma maneira horrível! Usando drogas, se prostituindo... Eles eram superfamosos, tinham tudo que a sociedade acha ser necessário para ser feliz: dinheiro, fama, sucesso, multidões ao seu redor. Mas eles eram infelizes; nada preenchia aquele vazio imenso. E então o Juliano me falou algo que jamais vou esquecer: "Gabi, o ser humano não nasceu para ser adorado, ele não aguenta o peso da adoração". E como isso é real! A adoração foi feita totalmente para Deus, não para homens, não para pessoas, Deus sempre será o ÚNICO merecedor de adoração.

Não adore pessoas! "Gabi, como assim?! Eu jamais faria isso!" Mas às vezes, sem perceber, você pode fazer: ao ir a uma ministração de alguém só para tirar fotos, você está tirando a glória que é do Senhor. Então, todas as vezes que for adorar, por mais que seja uma pessoa que você admire, e isso

---

* Cidade da antiga Macedônia. Uma colônia do Império Romano.

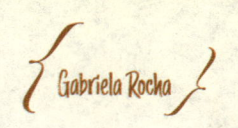

não tem problema nenhum, se desligue e eleve seus olhos ao Rei da Glória, tenho certeza de que isso vai preencher tudo, tudo em você.

Já pensou se Paulo e Silas olhassem para as circunstâncias? Será que discutiram qual música deveriam cantar para Deus? Será que estavam afinados? Esperariam surgir uma banda para acompanhá-los? Será que vestiram uma roupa maneira? Isso não importava! O fato é que eles adoraram. E essa adoração tocou o Rei da Glória, que os salvou. Existe um som que toca o Céu, e esse som está dentro de nós. Vamos louvar a Deus independentemente das circunstâncias.

O que receberá será muito, muito mais do que "coisas": você vai receber a presença do Rei! O abraço Dele! A plenitude de vida! Aquilo de que você mais precisa está em Jesus, então adore, adore! E receba o Rei! Não importa o que você está passando ou venha a passar, continue adorando. Não importa quanto tempo leve para você ver o impossível acontecer, continue adorando! Sua adoração tem poder!

O lugar físico onde está não determina se você vai adorar ou não. O lugar onde está o seu coração é que determina sua adoração. Se você é Dele, a adoração flui naturalmente. Não é algo imposto por alguém. Não é porque alguém diz a você o que fazer, mas é porque a adoração é sua vida, o seu combustível e sua alegria.

{Calendário}

Atividades para viver com Jesus todos os dias

Aqui vão algumas dicas especiais:

• Nos seus momentos de adoração, seja no seu quarto ou na sua igreja, se desprenda de tudo e de todos. Olhe para Jesus, entregue a Ele TUDO, não apenas em dias especiais, mas em todos os dias.

• Desconecte-se do mundo ao seu redor. Quem recebe sua adoração é Deus. Seja encontrado pelo Pai.

• Deixe a adoração a Deus fluir de um coração santo e agradecido.

Escreva no espaço a seguir as suas experiências com Ele nesses dias.

Segunda-Feira	Terça-Feira	Quarta-Feira	Quinta-Feira
Dia	Dia	Dia	Dia
Dia	Dia	Dia	Dia
Dia	Dia	Dia	Dia
Dia	Dia	Dia	Dia
Dia	Dia	Dia	Dia

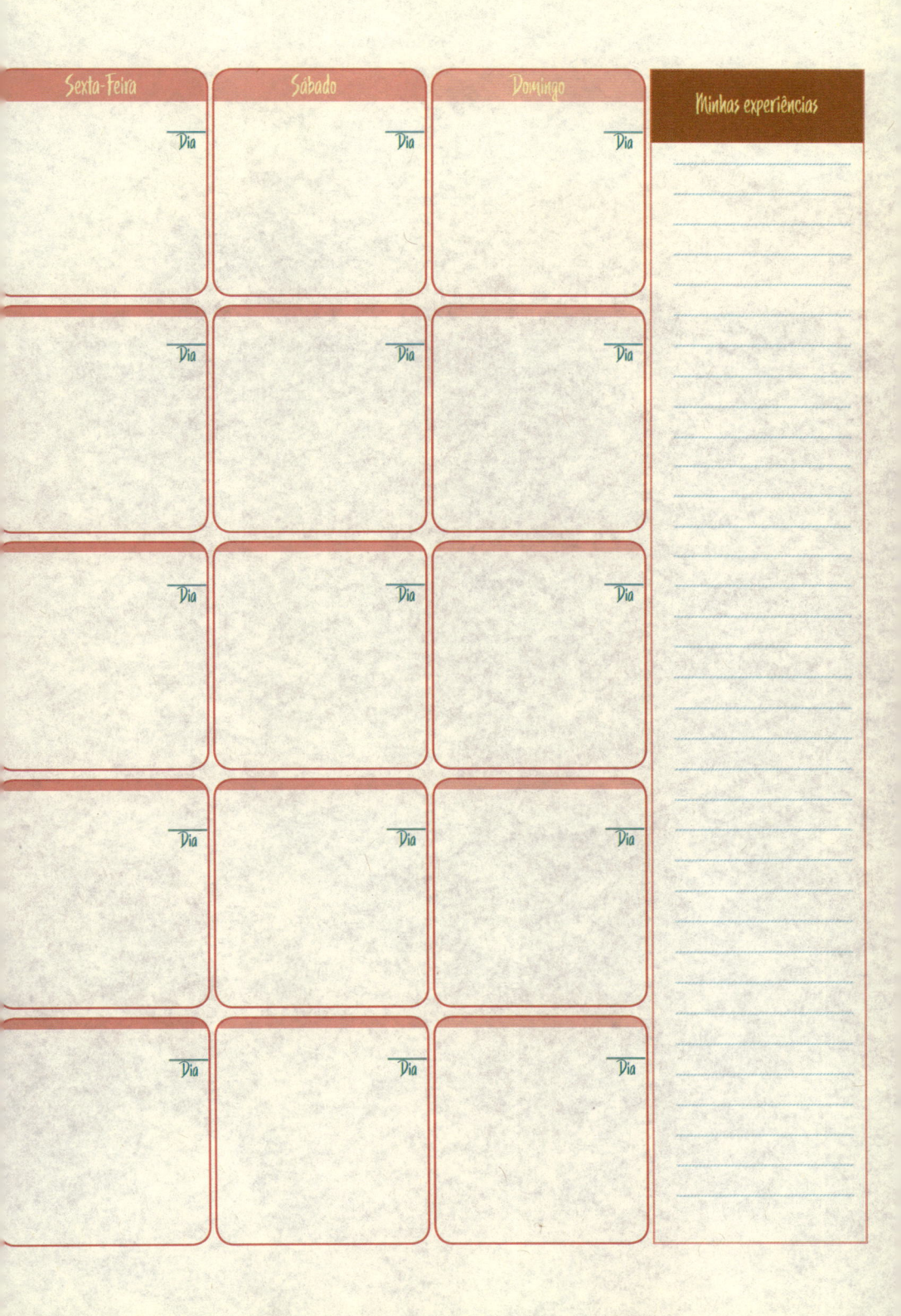

Sexta-Feira	Sábado	Domingo	Minhas experiências
Dia	Dia	Dia	
Dia	Dia	Dia	
Dia	Dia	Dia	
Dia	Dia	Dia	
Dia	Dia	Dia	

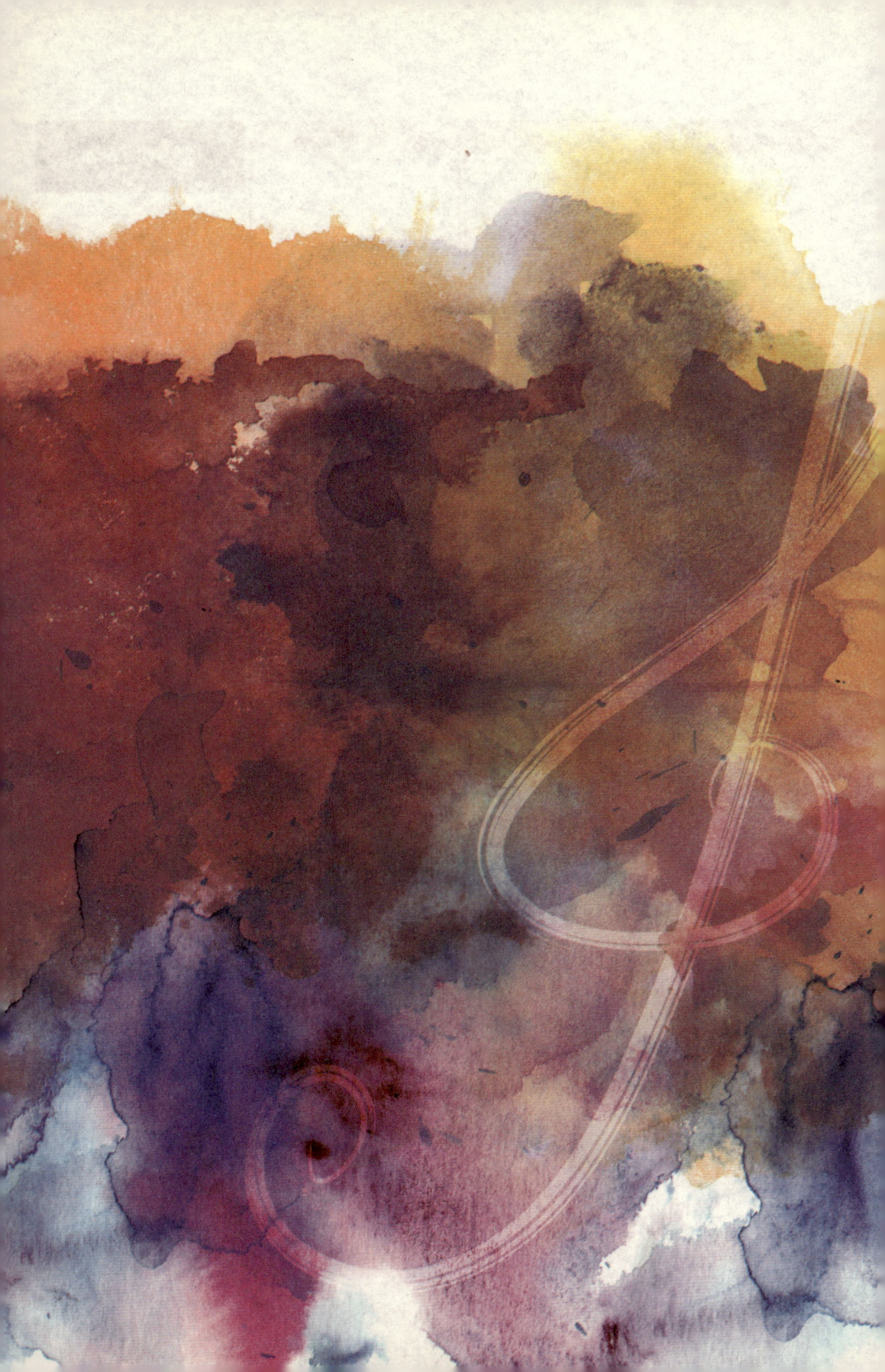

{ 12º mês }

Gratidão

"Tudo foi feito por Ti, tudo é dado a Ti
Tudo foi feito por Ti, tudo é dado a Ti
E não há palavras pra expressar
O que fizestes pra me salvar

Obrigado, Senhor, pelo Seu amor
Como é bom viver milagres
Obrigado, Senhor, pelo Teu favor
Nossa esperança está em Ti

Tu és o Deus que dá, Senhor, todas as visões
A sabedoria, tudo vem de Ti
Deus do impossível, que nos surpreende
Tu nos dá vitória e nos faz crescer

Obrigado, Senhor, obrigado
Obrigado, Senhor, obrigado"

Gratidão: uma escolha ou um sentimento?

Vamos iniciar a meditação sobre esse tema tão maravilhoso que é a gratidão entendendo que uma das atitudes mais poderosas da vida é nos lembrar de agradecer sempre primeiro a Deus por todas as coisas e depois às pessoas que nos marcaram e nos marcam com gestos inesquecíveis de bondade e misericórdia, nos ajudando em momentos de adversidades sem querer nada em troca. Para ser alguém realmente grato, é necessário entender algumas coisas.

• A gratidão é uma escolha!

Guarde no seu coração esta definição: ser grato é uma escolha, é uma decisão. É saber que essa atitude faz parte do bom caráter de Jesus, portanto, diz respeito ao nosso caráter também. Quando somos gratos, conseguimos enxergar o verdadeiro sentido do ensinamento bíblico que diz: tudo coopera para o bem. Essa escolha parte de uma pessoa conectada com Jesus, pois a presença Dele na nossa caminhada nos motiva a ser sempre gratos em todas as circunstâncias e a não ser pessoas que reclamam. Saber que Deus está sempre conosco deve nos motivar a ser sempre agradecidos. "Deem graças

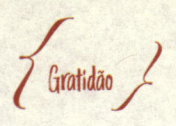

em todas as circunstâncias, pois esta é a vontade de Deus para vocês em Cristo Jesus." (1 Tessalonicenses 5:18)

• A gratidão flui da vida de quem reconhece o seu Autor!

Nós existimos por causa de Deus e a Ele pertencemos, devemos agradecê-Lo por cuidar de nós desde o ventre da nossa mãe e por toda a nossa vida. Uma história nos Evangelhos relata um dos milagres que Jesus realizou, curando dez leprosos, dos quais somente um voltou para agradecer (Lucas 17:11-19). Isso nos faz lembrar que, diariamente, Jesus derrama infinitas bênçãos sobre nós e nos livra de muitos perigos, mas apenas alguns agradecem por esse amor todos os dias. Que possamos escolher ser gratos todos os dias, pedindo a Deus que isso seja uma decisão constante na nossa vida. O nosso Criador, Salvador, Aba Pai, é quem nos sustenta e nos preserva. Como diz a letra da canção deste capítulo, escrita pelo meu esposo, Leandro: "Tudo foi feito por Ti, tudo é dado a Ti!".

A gratidão também deve ser dada na
aflição, nos momentos difíceis!

O amor de Deus é infinito e maior do que qualquer problema que venhamos a enfrentar. Jesus nos ampara, consola, dá forças, renova o vigor e também nos anima em meio às situações difíceis. Por que dizer obrigado somente quando ganhamos algo bom ou quando alguém nos ajuda? Como admirar plenamente um dia bom sem antes ter vivido o dia mau?

Ser grato pelo que você ganha é comum, é racional. Desde criança nossos pais nos ensinam a agradecer o presente que recebemos de um parente ou amigo da família, a agradecer pelas roupas, pelos sapatos, pela comida que comemos, mas talvez não tenham nos ensinado a ser gratos

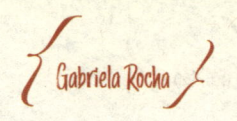

quando um amigo da escola nos magoa, quando nosso dia é horrível ou quando um namoro não deu certo.

O que eu gostaria que você entendesse é que a gratidão sempre será uma escolha. Algumas vezes não será fácil nem leve pensar e agir como alguém realmente grato, porém, quando se é realmente grato a Deus por tudo, reconhecemos que, mesmo em uma determinada situação difícil, escolhemos não reclamar, e sim agradecer com sinceridade.

Vemos tantas histórias de superação de pessoas que quase morreram em acidentes, acabando por perder uma perna, um braço ou até mesmo o movimento do corpo, e essas pessoas conseguem se reerguer e fazer a diferença. Não é emocionante ver como elas são gratas pela vida? Pelo fato de estarem vivas, de poderem amar, de serem amadas, de respirarem e cumprirem o seu propósito. Nesses casos, é bem comum ver a situação dessas pessoas e automaticamente agradecer pela nossa saúde, certo? Sim, certíssimo.

O ideal seria podermos ser sempre gratos pela nossa saúde em situações estressantes. Por exemplo: por que não agradecer pela saúde quando você chega exausto do trabalho? Ou é automática a reação de reclamar de seus pés que estão doendo demais por esse trabalho ser muito desgastante?

Eu sei que parece uma situação simples da vida, entretanto a gratidão deve ser exercitada todos os dias em nossa mente. É comum a nossa mente querer nos sabotar dizendo que tudo está dando errado e que a melhor opção é reclamar. Mas quando se treina essa prática, uma hora ela passa a ser parte da nossa essência, e então fica muito mais tranquilo ser grato em todas as circunstâncias. Experimente!

"Tudo o que tem vida louve o Senhor! [...]"
(Salmos 150:6)

O Salmo 150 é uma canção para Deus. O louvor deve estar constantemente em nossos lábios, nossa mente e nosso coração. Louvar a Deus está

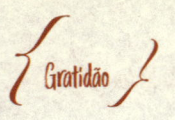

totalmente relacionado a ser uma pessoa grata. É interessante meditar sobre o Salmo 150:6 e refletir: será que nesse verso está escrito "todos que têm uma vida perfeita louvem o Senhor"? "Todos que não têm problemas louvem o Senhor?" "Todos que não têm motivos para chorar louvem o Senhor?" Não, nesse texto, o salmista diz: "Ei, você que está respirando, louve o Senhor!".

Certa vez, o apóstolo Paulo estava preso e escolheu enviar uma carta aos irmãos da Igreja de Filipos, os filipenses. Mesmo diante de tanta pressão emocional, Paulo agradece a Deus pela vida daqueles irmãos que sempre o apoiaram e escreve uma linda carta de encorajamento. Em Filipenses 4:12, o apóstolo relata algo que é o fundamento de um coração grato. Ele fala sobre o segredo de aprender a viver com contentamento em toda e qualquer situação, seja na fome ou na fartura, tendo muito ou passando necessidade, e então completa: "Tudo posso naquele que me fortalece" (Filipenses 4:13). No decorrer de Filipenses 4, ele ainda vai louvar a Deus pela vida dos filipenses que cooperam com ele com ofertas. Com esse exemplo, vemos mais uma vez que a gratidão é um estilo de vida de quem vê as coisas pelas lentes da graça de Deus, ou seja, do favor não merecido. Em tudo nessa jornada, nós só temos a agradecer e louvar a Deus.

Jesus é a nossa esperança e Nele podemos confiar, porque certamente vamos viver milagres. Quando Ele nos escolhe e nós entregamos totalmente a nossa vida a Ele, temos que confiar que tudo o que Ele faz é bom. Por mais que algumas coisas ruins que acontecem conosco possam nos estressar, a maioria delas nos traz crescimento; o fato é que podemos agradecer por esses ensinamentos.

Um último ponto importante sobre gratidão é que ela está interligada ao nosso hábito de prestar honra a Deus e às pessoas com quem vivemos. Geralmente, o ingrato é alguém que pratica a desonra; assim como ele não sabe ser grato nas situações boas, quanto mais nas ruins, também não sabe reconhecer o valor de Deus na sua vida e na das pessoas que estão ao seu redor. Quem pratica a desonra esquece que um dia foi ajudado por aquele amigo, líder, pai, mãe, irmão etc. e não guarda os benefícios que aquela pessoa fez para ele. Em relação a Deus, o ingrato desonra a Ele com desobediência, reclamação e autossuficiência. Triste fim de quem entra por

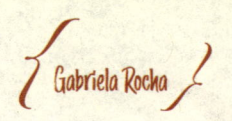

esse caminho. Se por um momento você não percebeu que estava sendo ingrato e desonrando os seus, agora é hora de mudar e deixar Jesus ajudar você a ser grato, a decidir agradecer por tudo.

Vivemos 12 capítulos juntos e foi demais, foi uma honra passar esse tempo com você. Para concluir, a mensagem central deste último devocional é: vamos escolher um estilo de vida de gratidão. Há vida, há paz, há renovação nessa atitude. Vamos agradecer a Deus pela vida eterna, pelo ar que respiramos, pelo amor Dele, por aqueles com quem podemos contar, pelo cuidado Dele, pelo Seu perdão e pela oportunidade de termos um Aba Pai tremendo que nos deu a identidade de sermos os Seus filhos, filhos de Deus. A graça de Deus é algo surreal, Ele nos ama pelo que somos – Ele não nos julga pelo passado, mas nos ama por existirmos, por sermos Seus filhos amados.

Agradeço imensamente ao nosso Aba Pai por tudo que Ele nos permitiu viver até aqui e desejo de coração que você, assim como eu, seja abençoado e edificado por este livro devocional. A Deus seja a glória para sempre! Vamos viver **Jesus todo dia** e romper como a luz da aurora, que vai brilhando mais e mais até ser o dia perfeito!

"Aclamem o Senhor todos os habitantes da Terra! Prestem culto ao Senhor com alegria; entrem na Sua presença com cânticos alegres. Reconheçam que Ele é o nosso Deus. Ele nos fez e somos Dele: somos o Seu povo, e rebanho do Seu pastoreio. Entrem por Suas portas com ações de graças, e em Seus átrios, com louvor; deem-Lhe graças e bendigam o Seu nome. Pois o Senhor é bom e o Seu amor leal é eterno; a Sua fidelidade permanece por todas as gerações." (Salmos 100:1-5)

{ Calendário }

Atividades para viver com Jesus todos os dias

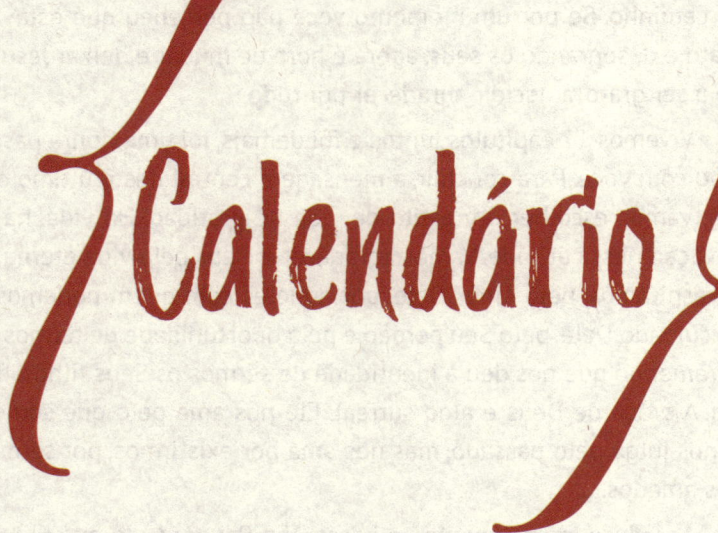
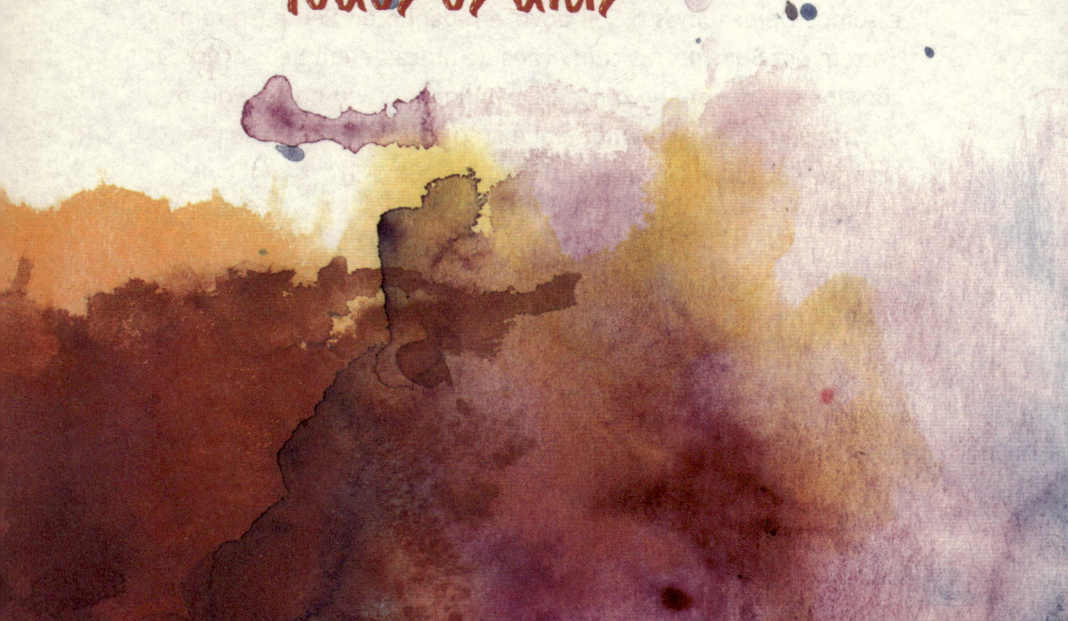

Aqui vão algumas dicas especiais:

- Treine a sua mente para agradecer. Comece a perceber quantas oportunidades você tem para agradecer quando surge a vontade de reclamar.

- Comece a escrever pelo menos dez motivos diários de gratidão, ao final de cada dia. Tente sempre priorizar coisas específicas que aconteceram naquele dia e pelas quais você agradece a Deus.

- Agradeça mais pelas coisas simples e pequenas do dia a dia.

- Faça uma lista com o nome de no mínimo dez pessoas por quem você é imensamente grato. Você pode organizar o seu tempo para ligar ou enviar uma mensagem para essas pessoas, agradecendo-as mais uma vez pelo que fizeram ou fazem por você. Faça ao longo de um mês os contatos, não precisa ser tudo de uma vez.

- Expresse para Jesus, o nosso amado, porque você é grato a Ele, nos seus momentos a sós com Ele.

Escreva no espaço a seguir as suas experiências com Ele nesses dias.

189

Segunda-Feira	Terça-Feira	Quarta-Feira	Quinta-Feira
Dia	Dia	Dia	Dia
Dia	Dia	Dia	Dia
Dia	Dia	Dia	Dia
Dia	Dia	Dia	Dia
Dia	Dia	Dia	Dia

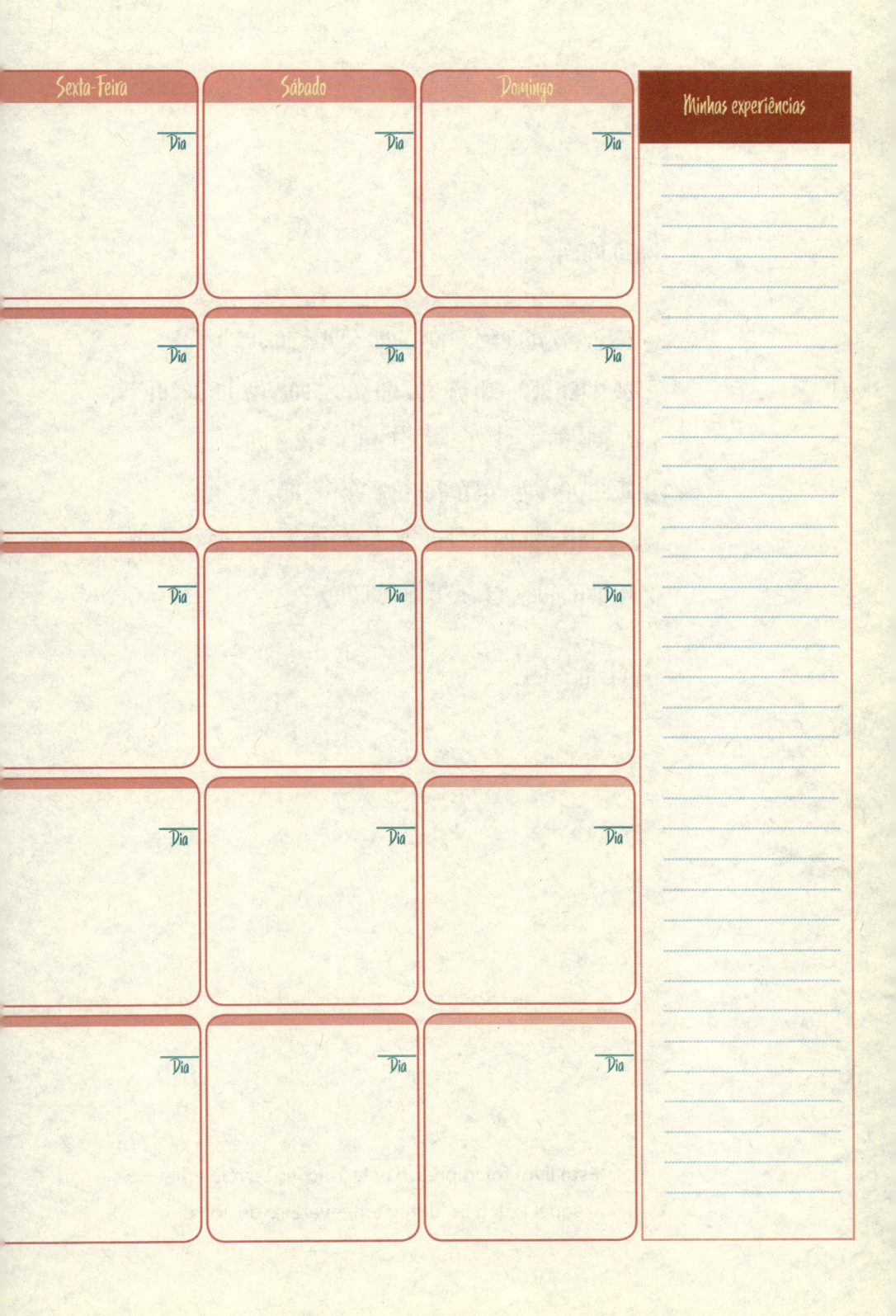

Sexta-Feira	Sábado	Domingo	Minhas experiências
Dia	Dia	Dia	
Dia	Dia	Dia	
Dia	Dia	Dia	
Dia	Dia	Dia	
Dia	Dia	Dia	

Caro leitor,

Queremos saber sua opinião sobre nossos livros.
Após a leitura, curta-nos no facebook/editoragentebr,
siga-nos no Twitter @EditoraGente e no
Instagram @editoragente e visite-nos no site
www.editoragente.com.br. Cadastre-se e contribua
com sugestões, críticas ou elogios.

Boa leitura!

Este livro foi impresso pela Edições Loyola em
papel Pólen Bold 70g em fevereiro de 2023.